◎护士规范化培训参考教材　◎临床护理教学辅导教材

供 护 理 学 专 业 使 用

临床护理操作规程

主　审　　贺会清　马泽洪

主　编　　李小峰　陈晓娟　陈腊年　朱　莉

副主编　　王　红　王发玉　范厚琼　贺中云

　　　　　张代蓉　喻爱萍　徐向静　张雪琴

　　　　　张金会　唐　婉　刘晓菊　李慧琴

　　　　　高　红

华中科技大学出版社
http://www.hustp.com
中国·武汉

内 容 简 介

目前,我国正处于深化医药卫生体制改革的阶段,加强护理人员的"三基三严"培训,规范临床护理操作行为势在必行,并且是一项长期而艰巨的工程。本书针对目前临床护理操作过程中出现的问题,进行了可行性的修改,如在传统的基础护理和临床专科护理项目的基础上增加了中医护理、血液透析护理、手术室自血回输护理等特殊护理单元的相关专科护理操作规范,并将护士礼仪规范、人性化的护患沟通规范、护理工作服务流程写进此书,为临床护理和教学工作提供了理论依据。

本书可作为护士规范化培训参考教材使用,也可作为临床护理教学辅导教材。

图书在版编目(CIP)数据

临床护理操作规程/李小峰等主编. —武汉:华中科技大学出版社,2017.8
(实用临床医学丛书. 第一辑)
ISBN 978-7-5680-2733-5

Ⅰ. ①临… Ⅱ. ①李… Ⅲ. ①护理学-技术操作规程 Ⅳ. ①R47-65

中国版本图书馆 CIP 数据核字(2017)第 076653 号

临床护理操作规程　　　　　　　　　李小峰　陈晓娟　陈腊年　朱莉　主编
Linchuang Huli Caozuo Guicheng

策划编辑:罗　伟
责任编辑:熊　彦
封面设计:杨玉凡
责任校对:刘　竣
责任监印:周治超
出版发行:华中科技大学出版社(中国·武汉)　　电话:(027)81321913
　　　　　武汉市东湖新技术开发区华工科技园　　邮编:430223
录　　排:华中科技大学惠友文印中心
印　　刷:武汉华工鑫宏印务有限公司
开　　本:787mm×1092mm　1/16
印　　张:11.5
字　　数:224千字
版　　次:2017 年 8 月第 1 版第 1 次印刷
定　　价:39.00 元

护士规范化培训参考教材
临床护理教学辅导教材

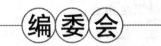

委 员

华中科技大学同济医学院附属同济医院

    李 玲

华中科技大学同济医学院附属协和医院

    詹昱新

武汉市第三医院

    杨红莉

三峡大学第一临床医学院·宜昌市中心人民医院

    朱红玲 陈海燕 贺中云 夏 蓉 董菊芳

三峡大学人民医院·宜昌市第一人民医院

    刘林娟

三峡大学第二人民医院·宜昌市第二人民医院

    丁 岚 朱 莉 刘晓菊 许晶晶 冯 丹 孙忠芸 闫 艳 李小峰

    李慧琴 李 洁 陈晓娟 陈腊年 张代蓉 张雪琴 张金会 张晓平

    张 静 杨良枫 杨 玲 杨晓雪 唐 婉 徐向静 高 红 夏丹

    曹 芳 黄 萍 喻爱萍 潘 敏

葛洲坝集团中心医院·三峡大学第三临床医学院

    周 利 杨 红 程 蓉

三峡大学附属仁和医院

    刘 祎 李菊芳 张召艳 杨 晶 邹雪君 钟小路

宜昌市中医医院·三峡大学中医医院

    李晓敏

三峡大学妇女儿童临床医学院·宜昌市妇幼保健院

朱 玲 吴念念 邵国媛 陈宏艳 曾 丹

宜昌市第三人民医院·三峡大学第三人民医院

全丽丽 肖春桥 陈冬云 袁蓉静 黄娟丽

宜昌市第五人民医院

王发玉 章景玉

宜昌市优抚医院·宜昌市精神卫生中心

王 红 王玖赟 刘 陈 吴世红 杨明洁 邹 艳 徐 璐 黄杨梅

韩宗琴

宜昌市西陵区西陵社区卫生服务中心

李 瑜 李 波 胡春林

宜昌市猇亭区妇幼保健计划生育服务中心

万成梅

枝江市人民医院

卞凤娥 陈玉莲 胡华平

兴山县人民医院

王 芳 卢 艳 叶少蓉 向桂玲 李艳华 袁 璟 袁丽萍 黄达莲

宜都市第一人民医院

朱定蓉 易礼芹 周凌凌 彭素萍

当阳市人民医院

张清莲 陈玲莉 谭红琼

长阳县人民医院

尚美蓉

秭归县人民医院

王丹丹

宜都市第二人民医院

王新菊 李德美

宜都市中医医院

白 涛 范厚琼

兴山县中医医院

丁 萍 高文珍 唐琼

秭归县妇幼保健院

孙大珍

　　规范护理操作行为，为患者提供安全、优质的护理服务，一直是医院护理管理的重点工作。按照新一轮医院评审标准的有关要求，编者依据《综合医院分级护理指导原则（试行）》、《基础护理服务工作规范》与《常用临床护理技术服务规范》的要求编写了《临床护理操作规程》一书，来进一步规范护理行为，为患者提供优质的护理服务。

　　本书针对目前临床护理操作过程中出现的问题，进行了可行性的修改和内容的增加：第一，将住院患者基础护理服务项目列在开篇第一章，旨在进一步夯实基础护理，深入推进优质护理服务示范工程活动；第二，在传统的基础护理和临床专科护理项目的基础上增加了中医护理、血液透析护理、手术室自血回输护理等特殊护理单元的相关专科护理操作规范，进一步完善了专科护理操作；第三，临床护理操作管理方法，从按步骤管理改变为按目标和环节管理，真正体现了个性化护理操作和保证了安全操作；第四，将护士礼仪规范、人性化的护患沟通规范、护理工作服务流程写进此书，使护理服务体现人文关怀，更加人性化，真正体现了"以患者为中心"的整体护理理念；第五，为了尊重患者的权利，使护理人员更好地履行告知义务，特将重要护理操作前后的告知程序写进此书，真正做到依法执业。

　　本书在编写过程中得到了医院及有关单位领导和护理人员的大力支持，在此表示谢意！

　　目前，我国正处于深化医药卫生体制改革的阶段，加强护理人员的"三基三严"培训,规范临床护理操作行为势在必行,并且是一项长期而艰巨的工程,《临床护理操作规程》一书为临床护理和教学工作提供了理论依据,希望对临床护理操作和教学工作有一些指导作用。

　　尽管笔者在编写过程中付出了很多努力,但由于能力有限,书中难免有疏漏之处,敬请广大护理工作者和护理专业的师生在使用过程中提出宝贵的意见和建议。

编者

Contents 目 录

第三章 专科护理服务工作规程

第四章　护士礼仪和服务规范

第五章　护理工作服务流程

第六章　重要护理操作前后的告知程序

第一章　住院患者基础护理服务项目

一、特 级 护 理

项　　目	项目内涵	备　　注
（一）晨间护理	1. 整理床单位	1次/日
	2. 面部清洁和梳头	
	3. 口腔护理	
（二）晚间护理	1. 整理床单位	1次/日
	2. 面部清洁	
	3. 口腔护理	
	4. 会阴部护理	
	5. 足部清洁	
（三）对非禁食患者协助进食/水		
（四）卧位护理	1. 协助患者翻身及有效咳嗽	1次/2 h
	2. 协助床上移动	必要时
	3. 压疮预防及护理	
（五）排泄护理	1. 失禁护理	需要时
	2. 床上使用便器	需要时
	3. 留置导尿管护理	2次/日

续表

项　目	项目内涵	备　注
(六)床上温水擦浴		1次/2～3日
(七)其他护理	1.协助更衣	需要时
	2.床上洗头	1次/周
	3.指/趾甲护理	需要时
(八)患者安全管理		

二、一级护理

项　目	项目内涵	备　注
A.患者生活不能自理		
(一)晨间护理	1.整理床单位	1次/日
	2.面部清洁和梳头	
	3.口腔护理	
(二)晚间护理	1.整理床单位	1次/日
	2.面部清洁	
	3.口腔护理	
	4.会阴部护理	
	5.足部清洁	
(三)对非禁食患者协助进食/水		
(四)卧位护理	1.协助患者翻身及有效咳嗽	1次/2 h
	2.协助床上移动	必要时
	3.压疮预防及护理	

续表

A.患者生活不能自理

项目	项目内涵	备注
（五）排泄护理	1.失禁护理	需要时
	2.床上使用便器	需要时
	3.留置导尿管护理	2次/日
（六）床上温水擦浴		1次/2～3日
（七）其他护理	1.协助更衣	需要时
	2.床上洗头	1次/周
	3.指/趾甲护理	需要时
（八）患者安全管理		

B.患者生活部分自理

项目	项目内涵	备注
（一）晨间护理	1.整理床单位	1次/日
	2.协助面部清洁和梳头	
（二）晚间护理	1.协助面部清洁	1次/日
	2.协助会阴部护理	
	3.协助足部清洁	
（三）对非禁食患者协助进食/水		
（四）卧位护理	1.协助患者翻身及有效咳嗽	1次/2 h
	2.协助床上移动	必要时
	3.压疮预防及护理	
（五）排泄护理	1.失禁护理	需要时
	2.协助床上使用便器	需要时
	3.留置导尿管护理	2次/日
（六）协助温水擦浴		1次/2～3日

续表

B.患者生活部分自理

项　　目	项目内涵	备　　注
（七）其他护理	1.协助更衣	需要时
	2.协助洗头	
	3.协助指/趾甲护理	
（八）患者安全管理		

三、二 级 护 理

A.患者生活部分自理

项　　目	项目内涵	备　　注
（一）晨间护理	1.整理床单位	1次/日
	2.协助面部清洁和梳头	
（二）晚间护理	1.协助面部清洁	1次/日
	2.协助会阴部护理	
	3.协助足部清洁	
（三）对非禁食患者协助进食/水		
（四）卧位护理	1.协助患者翻身及有效咳嗽	1次/2 h
	2.协助床上移动	必要时
	3.压疮预防及护理	
（五）排泄护理	1.失禁护理	需要时
	2.协助床上使用便器	需要时
	3.留置导尿管护理	2次/日
（六）协助沐浴或擦浴		1次/2～3 日

续表

A.患者生活部分自理		
项　目	项目内涵	备　注
（七）其他护理	1.协助更衣	需要时
	2.协助洗头	
	3.协助指/趾甲护理	
（八）患者安全管理		

B.患者生活完全自理		
项　目	项目内涵	备　注
（一）整理床单位		1次/日
（二）患者安全管理		

四、三 级 护 理

项　目	项目内涵	备　注
（一）整理床单位		1次/日
（二）患者安全管理		

第二章　基础护理服务工作规程

一、患者入院护理

（一）工作目标

热情接待患者，帮助其尽快熟悉环境；观察和评估患者病情和护理需求；满足患者安全、舒适的需要。

（二）工作规范

1. 备好床单位。根据患者病情做好准备工作，并通知医生。
2. 向患者进行自我介绍，妥善安置患者于病床。
3. 测量患者的生命体征，了解患者的主诉、症状、自理能力、心理状况，填写患者入院相关资料。
4. 入院告知：向患者/家属介绍主管医生、护士、病区护士长。介绍病区环境、呼叫铃使用、作息时间、探视制度及有关管理规定等。鼓励患者/家属表达自己的需要及顾虑。
5. 完成入院护理评估，与医生沟通确定护理级别，遵医嘱实施相关治疗及护理。
6. 完成患者清洁护理，协助更换病员服，完成患者身高、体重、生命体征的测量（危重患者直接进入病房）。

（三）结果标准

1. 物品准备符合患者需要，急危重患者得到及时救治。

2. 患者/家属知晓护士告知的事项,对护理服务满意。

二、患者出院护理

(一) 工作目标

患者/家属知晓出院指导的内容,掌握必要的康复知识。

(二) 工作规范

1. 告知患者。针对患者病情及恢复情况进行出院指导,包括办理出院结账手续的方法、出院后的注意事项、带药指导、饮食及功能锻炼、遵医嘱通知患者复诊时间及地点、联系方式等。

2. 听取患者住院期间的意见和建议。

3. 做好出院登记,整理出院病历。

4. 对患者床单位进行常规清洁消毒,特殊感染患者按院内感染要求进行终末消毒。

(三) 结果标准

1. 患者/家属能够知晓护士告知的事项,对护理服务满意。

2. 床单位清洁消毒符合要求。

三、整理床单位技术

(一) 工作目标

保持床单位清洁,增加患者的舒适度。

（二）工作规范

1. 遵循标准预防、节力、安全的原则。

2. 告知患者，做好准备。根据患者的病情、年龄、体重、意识、活动和合作能力，有无引流管、伤口，有无大小便失禁等，采用与病情相符的整理床单位的方法。

3. 按需要准备用物及环境，保护患者隐私。

4. 护士协助活动不便的患者翻身或下床，采用湿扫法清洁并整理床单位。

5. 操作过程中，注意避免引流管或导管牵拉，密切观察患者病情，发现异常及时处理。与患者沟通，了解其感受及需求，保证患者安全。

6. 操作后对躁动、易发生坠床的患者拉好床栏或者采取其他安全措施，帮助患者采取舒适体位。

7. 按操作规程更换污染的床单位。

（三）结果标准

1. 患者/家属能够知晓护士告知的事项，对服务满意。

2. 床单位整洁，患者卧位舒适，符合病情要求。

3. 操作过程规范、准确，患者安全。

四、面部清洁和梳头

（一）工作目标

使患者面部清洁、头发整洁，感觉舒适。

（二）工作规范

1. 遵循节力、安全的原则。

2. 告知患者，做好准备。根据患者的病情、意识、生活自理能力及个人卫生习惯，选择实施面部清洁和梳头的时间。

3. 按需要准备用物。

4. 协助患者取舒适体位,嘱患者若有不适告知护士。

5. 操作过程中,与患者沟通,了解其需求,密切观察患者病情,发现异常及时处理。

6. 尊重患者的个人习惯,必要时涂润肤乳。

7. 保持床单位清洁、干燥。

（三）结果标准

1. 患者/家属能够知晓护士告知的事项,对服务满意。

2. 患者面部清洁,头发整洁,感觉舒适。

3. 患者出现异常情况,护士处理及时。

五、口腔护理技术

（一）工作目标

去除口腔异味和残留物质,保持患者舒适,预防和治疗口腔感染。

（二）工作规范

1. 遵循查对制度,符合标准预防、安全原则。

2. 告知患者,做好准备。评估患者的口腔情况,包括有无手术、插管、溃疡、感染、出血等,评估患者的生活自理能力。

3. 指导患者正确的漱口方法。化疗、放疗、使用免疫抑制剂的患者可以用漱口液清洁口腔。

4. 护士协助禁食患者清洁口腔,鼓励并协助有自理能力的患者自行刷牙。

5. 协助患者取舒适体位,若有不适马上告知护士。

6. 如患者有活动义齿,应先取下再进行操作。

7. 根据口腔 pH 值,遵医嘱选择合适的口腔护理溶液,操作中应当注意棉球的干湿度。昏迷患者禁止漱口;对昏迷、不合作、牙关紧闭的患者,使用开口器、舌钳、压舌板。开口器从臼齿处放入。

8. 操作中避免清洁、污染物的交叉混淆;操作前后必须清点和核对棉球数量。

(三)结果标准

1. 患者/家属能够知晓护士告知的事项,对服务满意。

2. 患者口腔卫生得到改善,黏膜、牙齿无损伤。

3. 患者出现异常情况时,护士处理及时。

六、会阴部护理技术

(一)工作目标

协助患者清洁会阴部,增加舒适度,预防或减少感染的发生。

1. 遵循标准预防、消毒隔离、安全的原则。

2. 告知患者,做好准备。评估患者会阴部有无伤口、有无失禁和留置导尿管等,确定会阴部护理的方法等。

3. 按需要准备用物及环境,保护患者隐私。

4. 会阴部冲洗时,注意水温适宜。冬季寒冷时,注意为患者保暖。

(二)结果标准

1. 患者/家属能够知晓护士告知的事项,对服务满意。

2. 患者会阴部清洁。

3. 患者出现异常情况时,护士处理及时。

七、留置导尿管的护理技术

（一）工作目标

对留置导尿管的患者进行护理，预防感染，增加患者的舒适度，促进功能锻炼。

（二）工作规范

1. 遵循标准预防、消毒隔离、无菌技术、安全的原则。

2. 告知患者，做好准备。评估患者病情、导尿管留置时间、尿液颜色、性状、量、膀胱功能，有无尿频、尿急、腹痛等症状。

3. 按需要准备用物及环境，保护患者隐私。

4. 对留置导尿管的患者进行会阴部护理，尿道口清洁，保持导尿管的通畅，观察尿液颜色、性状、量、透明度、气味等，注意倾听患者的主诉。

5. 留置导尿管期间，妥善固定导尿管及尿袋，尿袋的高度不能高于膀胱，及时排放尿液，协助长期留置导尿管的患者进行膀胱功能训练。

6. 根据患者病情，鼓励患者摄入适当的液体。定期更换导尿管及尿袋，做好尿道口护理。

7. 拔管后根据病情，鼓励患者多饮水，观察患者自主排尿及尿液情况，有排尿困难及时处理。

（三）结果标准

1. 患者/家属能够知晓护士告知的事项，对服务满意。

2. 患者在留置导尿管期间会阴部清洁，导尿管通畅。

3. 患者出现异常情况时，护士处理及时。

八、足部清洁技术

（一）工作目标

保持患者足部清洁,增加舒适度。

（二）工作规范

1. 遵循节力、安全的原则。

2. 告知患者,做好准备。评估患者的病情、足部皮肤情况。根据评估结果选择适宜的清洁方法。

3. 按需要准备用物及环境,水温适宜。

4. 协助患者取舒适体位,若有不适告知护士。

5. 操作过程中与患者沟通,了解其感受及需求,密切观察患者病情,发现异常及时处理。

6. 尊重患者的个人习惯,必要时涂润肤乳。

7. 保持床单位清洁、干燥。

（三）结果标准

1. 患者/家属能够知晓护士告知的事项,对服务满意。

2. 足部清洁。

3. 患者出现异常情况时,护士处理及时。

九、协助患者进食/水技术

(一)工作目标

协助不能自理或部分自理的患者进食/水,保证进食/水及安全。

(二)工作规范

1. 遵循安全的原则。

2. 告知患者,做好准备。评估患者的病情、饮食种类、出入液量、自行进食能力,有无偏瘫、吞咽困难、视力减退等。

3. 评估患者有无餐前、餐中用药,保证治疗效果。

4. 协助患者进食过程中,护士应注意食物温度、软硬度及患者的咀嚼能力,观察有无吞咽困难、呛咳、恶心、呕吐等。

5. 操作过程中与患者沟通,给予饮食指导,如有治疗饮食、特殊饮食按医嘱给予指导。

6. 进餐完毕,清洁并检查口腔,及时清理用物及整理床单位,保持适当体位。

7. 需要记录出入液量的患者,准确记录患者的进食/水时间、种类、食物含水量等。

8. 患者进食/水延迟时,护士进行交接班。

(三)结果标准

1. 患者/家属能够知晓护士告知的事项,对服务满意。

2. 患者出现异常情况时,护士处理及时。

十、温水擦浴技术

（一）工作目标

帮助不能进行沐浴的患者保持身体的清洁与舒适。

（二）工作规范

1. 遵循标准预防、安全的原则。

2. 告知患者，做好准备。评估患者病情、生活自理能力及皮肤完整性等，选择适当时间进行温水擦浴。

3. 准备用物，房间温度适宜，保护患者隐私，尽量减少暴露，注意保暖。

4. 保持水温适宜（47～50 ℃），擦洗的方法和顺序正确。

5. 护理过程中注意保护伤口和各种管路；观察患者的反应，出现寒战、面色苍白、呼吸急促时应立即停止擦浴，给予恰当的处理。

6. 擦浴后观察患者的反应，检查和妥善固定各种管路，保持其通畅。

7. 保持床单位的清洁、干燥。

（三）结果标准

1. 患者/家属能够知晓护士告知的事项，对服务满意。

2. 护理过程安全，患者出现异常情况时，护士处理及时。

十一、酒精擦浴技术

(一) 工作目标

帮助体温在 39.5 ℃以上的高热患者降温。

(二) 工作规范

1. 评估要点。

评估患者病情、意识、局部组织灌注情况、皮肤情况、配合程度及有无酒精过敏史。

2. 指导要点。

(1) 告知患者物理降温的目的及注意事项,以取得患者合作并询问其需要。

(2) 嘱患者在高热期间摄入足够的水分。

(3) 酒精擦浴完毕,指导患者注意饮水。

3. 实施过程。

(1) 核实患者身份:携用物至患者床旁,核对患者腕带或核对患者床号、姓名。

(2) 置冰袋和热水袋:松开床尾被盖,置冰袋于患者头部,置热水袋于患者足底。

(3) 擦拭上肢。

Ⅰ. 脱去上衣:为患者脱去上衣(先近侧后对侧,先健肢后患肢),解裤带。

Ⅱ. 擦拭方法:暴露擦拭部位,将大浴巾垫于擦拭部位下,用浸有酒精(25%～35%)的小毛巾包裹手掌,挤干,边擦拭边按摩,各部位擦拭两遍,最后用浴巾擦干。

Ⅲ. 擦拭顺序:先擦拭对侧上肢,之后擦拭顺序如下。对侧颈→肩→上臂外侧→手背;对侧胸→腋窝→上臂内侧→手心。依上法擦拭近侧上肢。

(4) 擦拭背部。

Ⅰ. 协助患者侧卧,背向护士(病情危重者,面向护士),擦拭顺序:第七颈椎下→骶尾部;右肩胛下→腰部→臀部;左肩胛下→腰部→臀部。

Ⅱ. 浴巾叠放于床尾,协助患者穿好上衣,平卧。

（5）擦拭下肢。

Ⅰ. 脱去患者裤子,露出对侧下肢,下垫浴巾。

Ⅱ. 对侧下肢擦拭顺序:髋部→下肢外侧→足背;大腿下→腘窝→足跟;腹股沟→下肢内侧→内踝。依上法擦拭近侧下肢。

Ⅲ. 穿好裤子,撤去热水袋。

（6）整理床单位。

（7）开窗通风,询问患者需要。

（三）结果标准

1. 患者/家属能够知晓护士告知的事项,对服务满意。

2. 护士操作过程规范。

十二、协助更衣技术

（一）工作目标

协助患者更换清洁的衣服,满足舒适的需要。

（二）工作规范

1. 遵循标准预防、安全的原则。

2. 告知患者,做好准备。评估患者病情、意识、肌力、移动能力、有无肢体偏瘫、手术、引流管及合作能力等。

3. 根据患者的体型,选择合适、清洁的衣服,保护患者隐私。

4. 根据患者病情采取不同的更衣方法,病情稳定可采取半坐卧位或坐位更换;手术或卧床可采取轴式翻身法更换。

5. 更衣原则:

（1）脱衣方法:无肢体活动障碍时,先近侧,后远侧;一侧肢体活动障碍时,先健侧,后患侧。

（2）穿衣方法:无肢体活动障碍时,先远侧,后近侧;一侧肢体活动障碍时,先患侧,后健侧。

　　6. 更衣过程中,注意保护伤口和各种管路,注意保暖。

　　7. 更衣可与温水擦浴、会阴部护理等同时进行。

(三) 结果标准

　　1. 患者/家属能够知晓护士告知的事项,对服务满意。

　　2. 护理过程安全,患者出现异常情况时,护士处理及时。

十三、床上洗头技术

(一) 工作目标

　　保持患者头发清洁、整齐,感觉舒适。

(二) 工作规范

　　1. 遵循标准预防、节力、安全的原则。

　　2. 告知患者,做好准备。根据患者的病情、意识、生活自理能力及个人卫生习惯、头发清洁度,选择合适的时间进行床上洗头。

　　3. 准备用物,房间温度适宜,选择合适的体位。

　　4. 水温适宜,操作过程中,用指腹部揉搓头皮和头发,力量适中,避免抓伤头皮。观察患者反应并沟通,了解患者需求。

　　5. 注意保护伤口和各种管路。

　　6. 清洗后,及时擦干或吹干头发,防止患者受凉。

　　7. 保持床单位清洁、干燥。

(三) 结果标准

　　1. 患者/家属能够知晓护士告知的事项,对服务满意。

　　2. 护理过程安全,患者出现异常情况时,护士处理及时。

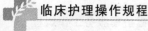

十四、指/趾甲护理技术

（一）工作目标

保持生活不能自理患者指/趾甲的清洁和长度适宜。

（二）工作规范

1. 遵循标准预防、节力、安全的原则。

2. 告知患者，做好准备。评估患者的病情、意识、生活自理能力及个人卫生习惯，指/趾甲的长度。

3. 选择合适的指甲刀。

4. 指/趾甲护理包括：清洁、修剪、锉平指/趾甲。

5. 修剪过程中，与患者沟通，避免损伤甲床及周围皮肤，对于特殊患者（如糖尿病患者或有循环障碍的患者）要特别小心；若指/趾甲过硬，可先在温水中浸泡10～15 min，软化后再进行修剪。

6. 操作后保持床单位整洁。

（三）结果标准

患者/家属能够知晓护士告知的事项，对服务满意。

十五、协助患者翻身及有效咳痰

（一）工作目标

协助不能自行移动的患者更换卧位，减轻局部组织的压力，预防并发症。对不能有效咳痰的患者进行拍背,促进痰液排出,保持呼吸道通畅。

(二)工作规范

1. 遵循节力、安全的原则。

2. 告知患者,做好准备。翻身前要评估患者的年龄、体重、病情、肢体活动能力、心功能状况,有无手术、引流管、骨折和牵引等。有活动性内出血、咯血、气胸、肋骨骨折、肺水肿、低血压等,禁止背部叩击。

3. 根据评估结果决定患者翻身的频次、体位、方式,选择合适的皮肤减压用具。

4. 固定床脚刹车,妥善处置各种管路。

5. 翻身过程中注意患者安全,避免拖拉患者,保护局部皮肤。对于烦躁患者,可选用约束带。

6. 翻身时,根据病情需要,给予患者拍背,促进排痰。叩背原则:从下至上、从外至内,背部从第十肋间隙、胸部从第六肋间隙开始向上叩击至肩部,注意避开乳房及心前区,力度适宜。

7. 护理过程中,密切观察病情变化,有异常及时通知医生并处理。

8. 翻身后患者体位应符合病情需要。适当使用皮肤减压用具。

(三)结果标准

1. 患者/家属能够知晓护士告知的事项,对服务满意。

2. 卧位正确,管道通畅;有效清除痰液。

3. 护理过程安全,局部皮肤无擦伤,无其他并发症。

4. 护理过程安全,患者出现异常情况时,护士处理及时。

十六、协助患者床上移动

(一)工作目标

协助不能自行移动的患者床上移动,保持患者舒适。

（二）工作规范

1. 遵循节力、安全的原则。

2. 告知患者，做好准备。移动前要评估患者的病情、肢体活动能力、年龄、体重，有无约束、伤口、引流管、骨折和牵引等。

3. 固定床脚刹车，妥善处置各种管路。

4. 注意患者安全，避免拖拉，保护局部皮肤。

5. 护理过程中，密切观察病情变化，有异常及时通知医生并处理。

（三）结果标准

1. 患者/家属能够知晓护士告知的事项，对服务满意。

2. 卧位正确，管道通畅。

3. 护理过程安全，患者局部皮肤无擦伤，无其他并发症。

十七、失禁护理技术

（一）工作目标

对失禁的患者进行护理，保持局部皮肤的清洁，增加患者的舒适度。

（二）工作规范

1. 遵循标准预防、消毒隔离、安全的原则。

2. 评估患者的失禁情况，准备相应的物品。

3. 护理过程中，与患者沟通，清洁到位，注意保暖，保护患者隐私。

4. 根据病情，遵医嘱采取相应的保护措施，如小便失禁给予留置导尿管，对男性患者可以采用尿套技术，对女性患者可以采用尿垫等。

5. 鼓励并指导患者进行膀胱功能及盆底肌的训练。

6. 保持床单位清洁、干燥。

(三) 结果标准

1. 患者/家属能够知晓护士告知的事项,对服务满意。

2. 患者皮肤清洁,感觉舒适。

十八、床上使用便器技术

(一) 工作目标

给卧床的患者提供便器,满足其基本需求。

(二) 工作规范

1. 遵循标准预防、消毒隔离、安全的原则。

2. 评估患者的生活自理能力及活动情况,帮助或协助患者使用便器,满足其需求。

3. 准备并检查便器,表面有无破损、裂痕等。注意保暖,保护患者隐私。

4. 护理过程中,与患者沟通,询问患者有无不适,若有,要及时处理。

5. 便后观察排泄物性状及骶尾部位的皮肤,如有异常及时处理。

6. 正确处理排泄物,清洁便器,保持床单位清洁、干燥。

(三) 结果标准

1. 患者/家属能够知晓护士告知的事项,对服务满意。

2. 患者皮肤及床单位清洁,皮肤无擦伤。

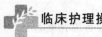

十九、卫生学洗手法

（一）工作目标

1. 去除手部皮肤污垢、碎屑和部分致病菌,避免污染无菌物品或清洁物品。
2. 避免患者的感染或交叉感染。

（二）工作规范

1. 使用洗手液及非接触式水龙头。采用六步洗手法洗手:

第一步:掌心相对,手指并拢相互摩擦。

第二步:手心对手背沿指缝相互摩擦,交换进行。

第三步:掌心相对,双手交叉沿指缝相互摩擦。

第四步:双手指相扣,互搓。

第五步:一手握另一手大拇指旋转摩擦,交换进行。

第六步:将五个手指尖并拢,在另一手掌心旋转摩擦,交换进行。

必要时:旋转搓揉手腕,交换进行。

2. 认真清洗指甲、指尖、指缝和指关节等易污染的部位。

3. 手部不佩戴戒指等饰品。

4. 应当使用一次性纸巾或者干净的小毛巾擦干双手,毛巾应当一用一消毒。

5. 手未受到患者血液、体液等物质明显污染时,可以使用速干手消毒剂消毒双手代替洗手。

（三）结果标准

医务人员全员掌握手术方法,并能正确应用。

二十、无 菌 技 术

（一）工作目标

1. 保持无菌物品及无菌区域不被污染。
2. 防止病原微生物侵入机体或传播给他人。

（二）工作规范

1. 进行无菌操作时,操作者身体应与无菌区保持一定距离。
2. 取用无菌物品时,应面向无菌区,手臂应保持在腰部或治疗台面以上,不可跨越无菌区,手不可接触无菌物品。
3. 无菌物品一经取出,即使未用也不可放回容器内。

（三）结果标准

1. 护士操作规范。
2. 无院内感染发生。

二十一、咽拭子标本采集技术

（一）工作目标

取患者咽部及扁桃体分泌物做细菌培养。

（二）工作规范

1. 操作过程中,应注意瓶口消毒,保持无菌。

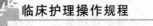

2. 嘱患者张口或使用开口器使咽部充分暴露,用无菌棉签采集咽部分泌物置于无菌试管内。

3. 最好在使用抗菌药物治疗前采集标本。

(三) 结果标准

1. 护士操作规范。

2. 咽拭子标本采集规范。

二十二、轴线翻身法

(一) 工作目标

1. 协助颅骨牵引、脊柱损伤、脊柱手术、髋关节术后的患者在床上翻身。

2. 预防脊柱再损伤及关节脱位。

3. 防止压疮,增加患者的舒适度。

(二) 工作规范

1. 翻转患者时,应注意保持脊柱平直,以维持脊柱的正常生理弯曲,避免由于躯干扭曲,加重脊柱骨折、脊髓损伤和关节脱位。翻身角度不可超过 60 ℃,避免由于脊柱负重增大而引起关节突骨折。

2. 患者有颈椎损伤时,勿扭曲或旋转患者的头部,以免加重神经损伤引起呼吸肌麻痹而死亡。

3. 翻身时注意为患者保暖并防止坠床。

4. 准确记录翻身时间。

(三) 结果标准

1. 护士操作规范。

2. 患者无压疮发生。

3. 患者无二次损伤。

二十三、膀胱冲洗技术

（一）工作目标

1. 使尿液引流通畅。

2. 治疗某些膀胱疾病。

3. 清除膀胱内的血凝块、黏液、细菌等异物,预防膀胱感染。

4. 前列腺及膀胱手术后预防血块形成。

（二）工作规范

1. 严格执行无菌操作,防止医源性感染。

2. 冲洗时若患者感觉不适,应减缓冲洗速度及量,必要时停止冲洗,密切观察,若患者感到剧痛或引流液中有鲜血时,应停止冲洗,通知医生处理。

3. 冲洗时,冲洗瓶内液面距床面约 60 cm,以便产生一定的压力,利于液体流入,冲洗速度根据流出液的颜色进行调节,一般为 80～100 滴/分。如果滴入药液,须在膀胱内保留 15～30 min 后再引流出体外,或根据需要延长保留时间。

4. 寒冷气候,冲洗液应加温至 35 ℃左右,以防冷水刺激膀胱,引起膀胱痉挛。

5. 冲洗过程中注意观察引流管是否通畅。

（三）结果标准

1. 护士操作规范。

2. 无医源性感染发生。

3. 达到疾病治疗效果。

4. 膀胱内无血凝块、黏液、细菌等异物。

二十四、徒手心肺复苏术

（一）工作目标

恢复心跳和呼吸，维持呼吸和循环功能。

（二）工作规范

1. 进行环境评估。
2. 判断意识。
3. 立即呼救，寻求帮助。
4. 快速判断呼吸和颈动脉搏动 5～10 s。
5. 胸外心脏按压。
6. 人工呼吸。
7. 除颤。
8. 复苏判断。
9. 下一步生命支持。

（三）结果标准

摸颈动脉 5～10 s，自主呼吸恢复，可触及大动脉搏动，瞳孔由大变小，面色、口唇由发绀转为红润，四肢开始有抽动。

二十五、生命体征监测技术

（一）工作目标

安全、准确、及时测量患者的体温、脉搏、呼吸、血压，为疾病诊疗和制订护理措施提供依据。

（二）工作规范

1. 告知患者，做好准备。测量生命体征前 30 min 避免进食、冷热饮、冷热敷、洗澡、运动、灌肠、坐浴等影响生命体征的相关因素。

2. 对婴幼儿、老年痴呆、精神异常、意识不清、烦躁和不合作者，护士应采取恰当的体温测量方法或在床旁协助患者测量体温。

3. 测腋温时应当擦干腋下，将体温计放于患者腋窝深处并贴紧皮肤，防止脱落。测量 5～10 min 后取出。

4. 测口温时应当将体温计斜放于患者舌下，嘱患者用鼻呼吸，闭口 3 min 后取出。

5. 测肛温时应当先在肛表前端涂润滑剂，将肛温计轻轻插入肛门 3～4 cm，3 min后取出。用消毒纱布擦拭体温计。

6. 发现体温和病情不相符时，应当复测体温。

7. 体温计消毒方法符合要求。

8. 评估测量脉搏部位的皮肤情况，避免在偏瘫侧、形成动静脉瘘侧肢体、术肢等部位测量脉搏。

9. 测脉搏时协助患者采取舒适的姿势，以食指、中指、无名指的指腹按压桡动脉或其他浅表大动脉处，力度适中，以能触摸到动脉搏动为宜。

10. 一般患者可以测量 30 s，脉搏异常的患者，测量 1 min。

11. 发现有脉搏短绌，应两人同时测量，分别测心率和脉搏。

12. 测量呼吸时患者取自然体位，护士保持诊脉手势，观察患者胸部或腹部起伏，测量 30 s。危重患者、呼吸困难、婴幼儿、呼吸不规则者测量 1 min。

13. 观察患者呼吸频率、节律、幅度和类型等情况。

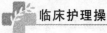
14. 危重患者呼吸微弱不易观察时,可用棉花少许置鼻孔前,观察棉絮吹动情况,并计数。

15. 测量血压时,协助患者取坐位或者卧位,保持血压计零点、肱动脉与心脏在同一水平。

16. 选择宽窄度适宜的袖带,驱尽袖带内空气,平整地缠于患者上臂中部,松紧以能放入一指为宜,下缘距肘窝 2~3 cm。

17. 正确判断收缩压与舒张压。如血压听不清或有异常时,应间隔 1~2 min 后重新测量。

18. 测量完毕,排尽袖带余气,关闭血压计。

19. 长期观察血压的患者,做到四定:定时间、定部位、定体位、定血压计。

20. 结果准确记录在护理记录单或绘制在体温单上。

21. 将测量结果告诉患者/家属。如果测量结果异常,观察伴随的症状和体征,及时与医生沟通并处理。

(三)结果标准

1. 护士测量方法正确,测量结果准确。
2. 记录准确,对异常情况沟通及时。

二十六、导 尿 技 术

(一)工作目标

遵医嘱为患者导尿,患者能够知晓导尿的目的并配合。

(二)工作规范

1. 遵循查对制度,符合无菌技术、标准预防原则。

2. 告知患者/家属留置导尿管的目的、注意事项,取得患者的配合。

3. 评估患者的年龄、性别、病情、合作程度、膀胱充盈度、局部皮肤等。根据评估结果,选择合适的导尿管。

4. 导尿过程中严格遵循无菌技术操作原则,避免污染,保护患者隐私。

5. 为男性患者插导尿管时,如遇到阻力时,特别是导尿管经尿道内口、膜部、尿道外口的狭窄部、耻骨联合下方和前下方处的弯曲部时,嘱患者缓慢深呼吸,慢慢插入导尿管。

6. 插入气囊导尿管后向气囊内注入 10～15 mL 无菌生理盐水,轻拉导尿管以证实导尿管固定稳妥。

7. 尿潴留患者一次导出尿量不超过 1000 mL,以防出现虚脱和血尿。

8. 指导患者在留置导尿管期间保证充足的液体入量,预防发生结晶或感染。

9. 指导患者在留置导尿管期间防止导尿管打折、弯曲、受压、脱出等情况发生,保持通畅。

10. 指导患者保持尿袋高度低于耻骨联合水平,防止逆行感染。

11. 指导长期留置导尿管的患者进行膀胱功能训练及盆底肌的锻炼,以增强控制排尿的能力。患者留置导尿管期间,导尿管要定时夹闭。

(三)结果标准

1. 患者/家属知晓护士告知的事项,对操作满意。

2. 操作规范、安全,未给患者造成不必要的损伤。

3. 导尿管与尿袋连接紧密,引流通畅,固定稳妥。

二十七、胃肠减压技术

(一)工作目标

遵医嘱为患者留置胃管,持续抽出胃内容物,达到减压的目的。患者能够了解有关知识并配合。

(二)工作规范

1. 遵循查对制度,符合无菌技术、标准预防原则。

2. 告知患者/家属留置胃管的目的、注意事项,取得患者的配合。

3. 评估患者的病情、意识状态、合作程度、患者鼻腔是否通畅,有无消化道狭窄或食管静脉曲张等,患者是否有以往插管的经验,根据评估结果选择合适的胃管。

4. 准确测量并标识胃管插入的长度。

5. 插管过程中指导患者配合的技巧,安全顺利地插入胃管。

6. 昏迷患者应先将其头向后仰,插至咽喉部(约 15 cm),再用一手托起头部,使下颌靠近胸骨柄,插至需要的长度。如插入不畅,应检查胃管是否盘曲在口腔中。插管过程中如发现剧烈呛咳、呼吸困难、发绀等情况,应立即拔出,休息片刻后重插。

7. 检查胃管是否在胃内。

8. 调整减压装置,将胃管与负压装置连接,妥善固定于床旁。

9. 告知患者留置胃肠减压管期间禁止饮水和进食,保持口腔清洁。

10. 妥善固定胃肠减压装置,防止变换体位时加重对咽部的刺激,以及胃管受压、脱出等,保持有效减压状态。

11. 观察引流物的颜色、性状、量,并记录 24 h 引流总量。

12. 留置胃管期间应当加强患者的口腔护理。

13. 胃肠减压期间,注意观察患者水、电解质平衡及胃肠功能恢复情况。

14. 及时发现并积极预防和处理与引流相关的问题。

(三)结果标准

1. 患者/家属能够知晓护士告知的事项,对服务满意。

2. 护士操作过程规范、准确、动作轻巧,患者配合。

3. 确保胃管在胃内,固定稳妥,保持有效胃肠减压。

二十八、鼻 饲 技 术

(一)工作目标

遵医嘱为不能经口进食的患者灌入流质液体,保证患者摄入足够的营养、水分和药物。

（二）工作规范

1. 遵循查对制度、标准预防、消毒隔离原则。

2. 告知患者/家属鼻饲的目的、注意事项，取得患者的配合。

3. 评估患者的病情、意识状态、合作程度、鼻腔是否通畅、有无消化道狭窄或食管静脉曲张，以往是否有插胃管的经历；评估患者的消化、吸收、排泄功能和进食需求。根据评估结果选择合适的胃管和鼻饲时机。

4. 如需插胃管要先准确测量并标识胃管插入的长度。插管过程中指导患者配合的技巧。昏迷患者应先将头向后仰，插至咽喉部（约 15 cm），再用一手托起头部，使下颌靠近胸骨柄，插全需要的长度。如插入不畅，应检查胃管是否盘曲在口腔中。插管过程中如发现剧烈呛咳、呼吸困难、发绀等情况，应立即拔出，休息片刻后重插。插入适当深度并检查胃管是否在胃内。

5. 鼻饲前了解上一次鼻饲时间、进食量，检查胃管是否在胃内以及有无胃潴留，胃内容物超过 150 mL 时，应当通知医生减量或者暂停鼻饲。

6. 鼻饲前后用温开水 20 mL 冲洗管道，防止管道堵塞。

7. 缓慢灌注鼻饲液，温度 38～40 ℃。鼻饲混合流食，应当间接加温，以免蛋白凝固。

8. 鼻饲给药时应先研碎，溶解后再注入。

9. 对长期鼻饲的患者，应当定期更换胃管。

（三）结果标准

1. 患者/家属能够知晓护士告知的事项，对服务满意。

2. 护士操作过程规范、准确、动作轻巧，患者配合。

3. 确保胃管于胃内，固定稳妥。

二十九、灌 肠 技 术

（一）工作目标

遵医嘱准确、安全地为患者实施不同治疗需要的灌肠；清洁肠道，解除便秘及肠胀气;降温;为诊断性检查及手术做准备。

（二）工作规范

1. 评估患者的年龄、意识、情绪及配合程度,有无灌肠禁忌证。对急腹症、妊娠早期、消化道出血的患者禁止灌肠;肝性脑病患者禁用肥皂水灌肠;伤寒患者灌肠量不得超过 500 mL,液面距肛门不得超过 30 cm。

2. 告知患者及家属灌肠的目的及注意事项,指导患者配合。

3. 核对医嘱,做好准备,保证灌肠溶液的浓度、剂量、温度适宜(一般为 39～41 ℃,降温时 28～32 ℃,中暑 4 ℃)。

4. 协助患者取仰卧位或左侧卧位,注意保暖,保护患者隐私。阿米巴痢疾患者取右侧卧位。

5. 按照要求置入肛管,置入合适长度后固定肛管,使灌肠溶液缓慢流入并观察患者的反应。

6. 灌肠过程中,患者有便意,指导患者做深呼吸,同时适当调低灌肠筒的高度,减慢流速;患者如有心慌、气促等不适症状,立即平卧,避免发生意外。

7. 对患者进行降温灌肠时,灌肠后保留 30 min 后再排便,排便后 30 min 测体温。

8. 清洁灌肠应反复多次,首先用肥皂水,再用生理盐水,直至排出液澄清、无粪便为止。

9. 灌肠完毕,嘱患者平卧,根据灌肠目的保持适当时间再排便并观察大便性状。

10. 操作结束后,做好肛周清洁,整理床单位。

11. 观察排出大便的量、颜色、性状及排便次数并做好记录。

（三）结果标准

1. 患者/家属能够知晓护士告知的事项,对服务满意。

2. 护士操作过程规范、准确。

3. 达到各种灌肠治疗的效果,无并发症发生。

三十、氧气吸入技术

（一）工作目标

遵医嘱给予患者氧气治疗，改善患者的缺氧状态，确保用氧安全。

（二）工作规范

1. 评估患者病情、呼吸状态、缺氧程度、鼻腔情况。

2. 告知患者安全用氧的目的及注意事项，强调不能自行调节氧流量，做好四防，即防震、防火、防热、防油。

3. 遵医嘱，选择合适的氧疗方法。

4. 遵医嘱根据病情调节合适的氧流量。

5. 使用氧气时，应先调节氧流量后应用。停用氧气时，应先拔出导管或面罩，再关闭氧气开关。

6. 密切观察患者氧气治疗的效果，发现异常及时报告医生并处理。

7. 严格遵守操作规程，注意用氧安全。

（三）结果标准

1. 患者/家属能够知晓护士告知的事项，对服务满意。

2. 确保吸氧过程安全。

三十一、雾化吸入疗法

（一）工作目标

遵医嘱为患者提供剂量准确、安全、雾量适宜的雾化吸入。

（二）工作规范

1. 遵循查对制度，符合标准预防、安全给药的原则。

2. 遵医嘱准备药物和雾化装置，并检查装置性能。

3. 了解患者过敏史、用药史、用药目的、患者呼吸情况及配合能力。

4. 告知患者治疗目的、药物名称，指导患者配合。协助患者取合适体位。

5. 调节适宜的雾量，给患者戴上面罩或口含嘴，指导患者吸入。气管切开的患者，可直接将面罩置于气管切开造口处。

6. 观察患者吸入药物后的反应及效果。

7. 雾化吸入的面罩、口含嘴一人一套，防止交叉感染。

（三）结果标准

1. 患者/家属能够知晓护士告知的事项，对服务满意。

2. 操作过程规范、安全，达到预期目的。

三十二、口服给药技术

(一) 工作目标

遵医嘱正确为患者实施口服给药,并观察药物作用。

(二) 工作规范

1. 遵循标准预防、安全给药的原则。

2. 评估患者病情、过敏史、用药史、不良反应史。如有疑问在核对无误后方可给药。

3. 告知患者/家属药物相关注意事项,取得患者配合。

4. 严格遵循查对制度,了解患者所服药物的作用、不良反应以及某些药物服用的特殊要求。

5. 协助患者服药,为鼻饲患者给药时,应当将药物研碎溶解后由胃管注入。

6. 若患者因故暂不能服药,暂不发药,并做好交班。

7. 对服用强心苷类药物的患者,服药前应当先测脉搏、心率,注意其节律变化,如脉率低于 60 次/分或者节律不齐时,暂不服用并及时通知医生。

8. 观察患者服药效果及不良反应。如有异常情况及时与医生沟通。

(三) 结果标准

1. 患者/家属知晓护士告知的事项,对服务满意。

2. 帮助患者正确服用药物。

3. 及时发现不良反应,采取适当措施。

三十三、密闭式周围静脉输液技术

（一）工作目标

遵医嘱准确为患者静脉输液,操作规范,确保患者安全。

（二）工作规范

1. 遵循查对制度,符合无菌技术、标准预防、安全给药的原则。

2. 在静脉药物配制中心或治疗室进行配药,化疗和毒性药物应在安全的环境下配制。药物要现用现配,注意配伍禁忌。

3. 告知患者输液目的及输注药物名称,做好准备。评估患者过敏史、用药史及穿刺部位的皮肤、血管状况。协助采取舒适体位。

4. 选择合适的静脉。老年、长期卧床、手术患者避免选择下肢浅静脉穿刺。穿刺成功后,妥善固定,保持输液通道通畅。

5. 根据病情、年龄、药物性质调节速度。告知患者注意事项,强调不要自行调节输液速度。

6. 观察患者输液部位状况及有无输液反应,及时处理输液故障,对于特殊药物、特殊患者应密切巡视。

7. 拔除输液针后,嘱咐患者按压穿刺点 3~5 min,勿揉,凝血功能差的患者适当延长按压时间。

（三）结果标准

1. 患者/家属能够知晓护士告知的事项,对服务满意。

2. 操作过程规范、准确。

3. 及时发现不良反应,采取适当措施。

三十四、密闭式静脉输血技术

（一）工作目标

遵医嘱为患者正确、安全地静脉输血，操作规范，及时发现、处理并发症。

（二）工作规范

1. 遵循查对制度，符合无菌技术、标准预防、安全输血的原则。

2. 告知患者，做好准备。评估患者生命体征、输血史、输血目的、合作能力、心理状况和血管状况。告知患者输血目的、注意事项和不良反应。

3. 严格执行查对制度。输血核对时必须双人核对，包括取血时核对，输血前、中、后核对和发生输血反应时的核对。核对内容包括：患者姓名、性别、床号、住院号、血袋号、血型、血液数量、血液种类、交叉试验结果、血液有效期、血袋完整性和血液的外观。发生输血反应时核对用血申请单、血袋标签、交叉配血试验记录及受血者与供血者的血型，并保留输血装置和血袋。

4. 建立合适的静脉通道，密切观察患者，出现不良反应，立即停止输血并通知医生及时处理。

5. 血制品应在产品规定的时间内输完，输入两个以上供血者的血液时，应在两份血液之间输入 0.9% 氯化钠注射液。

6. 开始输血时速度宜慢，观察 15 min，无不良反应后，将滴速调节至要求速度。输血时，血液制品内不得随意加入其他药物。

7. 输血完毕，贮血袋在 4 ℃冰箱中保存 24 h。

（三）结果标准

1. 患者/家属能够知晓护士告知的事项，对服务满意。

2. 护士操作过程规范、准确。

3. 及时发现输血反应，妥善处理。

三十五、静脉留置针技术

(一) 工作目标

正确使用留置针建立静脉通道,减少患者反复穿刺的痛苦。

(二) 工作规范

1. 遵循查对制度,符合无菌技术、标准预防、安全静脉输液的原则。

2. 告知患者留置针的作用、注意事项及可能出现的并发症。

3. 评估患者病情、治疗、用药以及穿刺部位的皮肤和血管状况。

4. 选择弹性适当的血管穿刺,正确实施输液前后留置针的封管及护理,标明穿刺日期、时间并签名。

5. 严密观察留置针有无脱出、断裂,局部有无红、肿、热、痛等静脉炎表现,及时处理置管相关并发症。

6. 嘱患者穿刺处勿沾水,敷料潮湿应随时更换,留置针侧肢体避免剧烈活动或长时间下垂等。

7. 每次输液前后应当检查患者穿刺部位及静脉走向有无红、肿,询问患者有关情况,发现异常时及时拔除导管,给予处理。

8. 采取有效的封管方法,保持输液通道通畅。

(三) 结果标准

1. 患者/家属能够知晓护士告知的事项,对服务满意。

2. 护士操作过程规范、准确。

三十六、静脉血标本的采集技术

(一) 工作目标

遵医嘱准确为患者采集静脉血标本,操作规范,确保患者安全。

(二) 工作规范

1. 遵循查对制度,符合无菌技术、标准预防原则。

2. 评估患者的病情、静脉情况,准备用物。若患者正在进行静脉输液、输血,不宜在同侧手臂采血。

3. 告知患者/家属采血的目的及采血前后的注意事项。

4. 协助患者,取舒适体位。

5. 采血后指导患者按压穿刺点 5～10 min,勿揉,凝血功能差的患者适当延长按压时间。

6. 按要求正确处理血标本,尽快送检。

(三) 结果标准

1. 患者/家属能够知晓护士告知的事项,对服务满意。

2. 护士操作过程规范、准确。

3. 采取标本方法正确,标本不发生溶血,抗凝标本无凝血,符合检验要求。

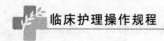
三十七、静脉注射技术

（一）工作目标

遵医嘱准确为患者静脉注射，操作规范，确保患者安全。

（二）工作规范

1. 遵循查对制度，符合无菌技术、标准预防、安全给药原则。

2. 在静脉药物配制中心或治疗室进行配药，药物要现用现配，注意配伍禁忌。

3. 告知患者，做好准备。评估患者过敏史、用药史，以及穿刺部位的皮肤、血管状况。

4. 告知患者输注药物的名称及注意事项。

5. 协助患者取舒适体位。

6. 根据病情及药物性质掌握注入药物的速度，必要时使用微量注射泵。

7. 静脉注射过程中，观察局部组织有无肿胀、严防药液渗漏，观察病情变化。

8. 拔针后，嘱咐患者按压穿刺点 3～5 min，勿揉，凝血功能差的患者适当延长按压时间。

（三）结果标准

1. 患者/家属知晓护士告知的事项，对服务满意。

2. 护士操作过程规范、准确。

三十八、肌内注射技术

（一）工作目标

遵医嘱准确为患者肌内注射，操作规范，确保患者安全。

（二）工作规范

1. 遵循查对制度，符合无菌技术、标准预防、安全给药原则。

2. 告知患者，做好准备。评估患者病情、过敏史、用药史，以及注射部位皮肤情况。

3. 告知患者药物名称及注意事项，取得患者配合。

4. 选择合适的注射器及注射部位，需长期注射者，有计划地更换注射部位。

5. 协助患者采取适当体位，告知患者注射时勿紧张，肌肉放松。

6. 注射中、注射后观察患者反应、用药效果及不良反应。

7. 需要两种药物同时注射时，应注意配伍禁忌。

8. 根据药物的性质，掌握推注药物的速度。

（三）结果标准

1. 患者/家属知晓护士告知的事项，对服务满意。

2. 护士操作过程规范、准确。

三十九、皮内注射技术

（一）工作目标

遵医嘱准确为患者进行皮内注射,确保患者安全。

（二）工作规范

1. 遵循查对制度,符合无菌技术、标准预防、安全给药原则。

2. 皮试药液要现用现配,剂量准确。

3. 备好相应的抢救药物与设备并处于备用状态。

4. 告知患者,做好准备。评估患者病情、过敏史、用药史,以及注射部位皮肤情况。

5. 告知患者药物名称及注意事项,取得患者配合。

6. 告知患者皮试后 20 min 内不要离开病房,不要按揉注射部位。

7. 密切观察病情,及时处理各种过敏反应。

8. 正确判断试验结果。对皮试结果阳性者,应在病历、床头或腕带醒目标记,并将结果告知医生、患者及家属。

（三）结果标准

1. 患者/家属知晓护士告知的事项,对服务满意。

2. 护士操作过程规范、准确。

四十、皮下注射技术

(一) 工作目标

遵医嘱准确为患者皮下注射,操作规范,确保患者安全。

(二) 工作规范

1. 遵循查对制度,符合无菌技术、标准预防、安全给药的原则。

2. 告知患者,做好准备。评估患者病情、过敏史、用药史以及注射部位皮肤情况。

3. 告知患者药物名称及注意事项,取得患者配合。

4. 选择合适的注射器及注射部位。需长期注射者,有计划地更换注射部位。

5. 注射中、注射后观察患者反应、用药效果。

6. 皮下注射胰岛素时,嘱患者注射后 15 min 开始进食,避免不必要的活动,注意安全。

(三)结果标准

1. 患者/家属知晓护士告知的事项,对服务满意。

2. 护士操作过程规范、准确。

四十一、物理降温法

（一）工作目标

遵医嘱安全地为患者实施物理降温,减轻患者不适感。

（二）工作规范

1. 告知患者,做好准备。评估患者病情、意识、局部组织灌注情况、皮肤情况、配合程度、有无酒精过敏史。

2. 告知患者物理降温的目的及注意事项。

3. 嘱患者在高热期间摄入足够的水分。

4. 在操作过程中,保护患者的隐私。

5. 实施物理降温时应观察局部血液循环和体温变化情况。重点观察患者皮肤状况,如患者发生局部皮肤苍白、青紫或者有麻木感时,应立即停止使用,防止冻伤发生。

6. 物理降温时,应当避开患者的枕后、耳郭、心前区、腹部、阴囊及足底部位。

7. 半小时后复测患者体温,并及时记录患者的体温和病情变化,及时与医生沟通,严格交接班。

（三）结果标准

1. 患者/家属能够知晓护士告知的事项,对服务满意。

2. 护士操作过程规范。

四十二、环甲膜穿刺技术

（一）工作目标

建立通气，解除呼吸困难及缺氧症状。

（二）工作规范

1. 确认患者咽喉部有无异物阻塞。

2. 核对患者身份。

3. 取体位：患者去枕仰卧，肩背部垫起，头后仰。不能耐受者可取半卧位。

4. 确定穿刺点：甲状软骨下缘与环状软骨弓上缘之间与颈部正中线交界处即为环甲膜穿刺点。

5. 常规消毒穿刺部位皮肤，戴无菌手套。

6. 术者左手以食指、中指固定环甲膜两侧，右手持粗针头从环甲膜垂直刺入。

7. 接注射器，确定回抽有空气后，垂直固定穿刺针。

（三）结果标准

1. 患者/家属能够知晓护士告知的事项，对服务满意。

2. 操作过程规范。

四十三、膈下腹部冲击法(Heimlich手法)

(一)工作目标

清除呼吸道内的异物,保持呼吸道通畅。

(二)工作规范

1. 评估患者呼吸道梗阻程度:如抓住患者颈部,出现进行性呼吸困难,如干咳、发绀、不能说话或呼吸,提示呼吸道部分梗阻;患者如不能说话、咳嗽逐渐无声、呼吸困难加重并伴有喉鸣,提示严重呼吸道梗阻。

2. 指导要点。

1)告知患者进食前将食物切成细块,充分咀嚼。

2)告知患者口中含有食物时,应避免大笑、说话或活动。

3)实施过程。

4)意识清醒患者。

(1)核实患者身份。

(2)取体位:核对患者,取立位或坐位。

(3)冲击方法。

①术者站于患者身后,双臂环抱患者腰部,一只手握成拳,拇指侧放在患者腹部中线、脐部上方、剑突下,再用另一只手握住此拳,迅速向内上方连续冲击。

②必要时冲击可重复7~8次,每次冲击动作应分开和独立。

5)昏迷患者。

(1)核对患者身份。

(2)取体位:协助患者仰卧,使头转向一侧并后仰。

(3)冲击方法。

①术者骑跨于患者髋部或跪于患者一侧,一只手掌跟置于患者腹部,位于脐与剑突之间,另一只手置于其上,迅速有力地向内上方冲击。

②必要时冲击可重复7~8次,每次冲击动作应分开和独立。

（三）结果标准

1. 患者/家属知晓护士告知的事项,对服务满意。
2. 护士操作过程规范、准确。

四十四、口咽通气管放置技术

（一）工作目标

建立人工呼吸道,保持呼吸道通畅,能迅速改善患者的缺氧状况,防止重要脏器的组织损害和功能障碍。

（二）工作规范

1. 评估要点。
1）评估患者的病情、生命体征、意识及合作程度。
2）评估患者的口腔、咽部及呼吸道分泌物情况,有无活动义齿。
2. 指导要点。
告知患者及家属放置口咽通气管的目的、方法,取得配合。
3. 实施过程。
1）确认患者身份:携用物至患者床旁,核对患者腕带或核对患者床号、姓名。
2）吸净口腔及咽部分泌物。患者去枕仰卧,头后仰,抢救者位于患者头后方。
3）选择恰当的放置方法。
（1）顺插法:在舌拉钩或压舌板的协助下,将口咽通气管放入口腔。
（2）反转法:口咽通气管的咽弯曲部朝上插入口腔,当其前端接近口咽部后壁时,将其旋转180°至正位,并用双手拇指向下推送至合适的位置。
4）测试人工呼吸道是否通畅,防止舌或唇夹置于牙和口咽通气管之间。
5）妥善安置患者。

（三）结果标准

1. 患者/家属知晓护士告知的事项，对服务满意。

2. 护士操作过程规范、准确。

四十五、经鼻/口腔吸痰技术

（一）工作目标

充分吸出痰液，保持患者呼吸道通畅，确保患者安全。

（二）工作规范

1. 遵循无菌技术、标准预防、消毒隔离的原则。

2. 告知患者，做好准备，如有义齿应取出。

3. 评估患者生命体征、病情、意识状态、合作程度、氧疗情况、SpO_2、咳嗽能力、痰液的颜色、量和黏稠度，按需吸痰。

4. 选择粗细、长短、质地适宜的吸痰管。吸痰管应一用一换。

5. 吸痰前后给予高流量氧气吸入 2 min。

6. 调节合适的吸痰压力。

7. 插入吸痰管时不要带负压。吸痰时应旋转上提，自深部向上吸净痰液，避免反复上提。每次吸痰时间少于 15 s。

8. 吸痰过程中密切观察患者的痰液情况、心率和 SpO_2，当出现心率下降或 SpO_2 低于 90％时，立即停止吸痰，待心率和 SpO_2 恢复后再吸，判断吸痰效果。

9. 吸痰过程中应鼓励患者咳嗽。

（三）结果标准

1. 清醒的患者能够知晓护士告知的事项，并配合操作。

2. 护士操作过程规范、安全、有效。

四十六、经气管插管/气管切开吸痰技术

（一）工作目标

充分吸出痰液,保持患者呼吸道通畅,确保患者安全。

（二）工作规范

1. 遵循无菌技术、标准预防、消毒隔离的原则。

2. 告知患者,做好准备。

3. 评估患者的生命体征、病情、意识状态、合作程度、呼吸机的参数、SpO_2、气道压力、痰液的颜色、量和黏度,按需吸痰。

4. 选择粗细、长短、质地适宜的吸痰管。吸痰管应一用一换。

5. 吸痰前后给予 100% 的氧气吸入 2 min,如呼吸道被痰液堵塞、窒息,应立即吸痰。

6. 调节合适的吸痰压力。

7. 吸痰过程中密切观察患者的痰液情况、心率和 SpO_2,当出现心率下降或 SpO_2 低于 90% 时,立即停止吸痰,待心率和 SpO_2 恢复后再吸。判断吸痰效果。

8. 插入吸痰管时不要带负压。吸痰时应旋转上提,自深部向上吸净痰液,避免反复上提。每次吸痰时间少于 15 s。

9. 吸痰过程中应鼓励患者咳嗽。

（三）结果标准

1. 清醒的患者能够知晓护士告知的事项,并配合操作。

2. 护士操作过程规范、安全、有效。

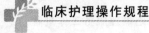
四十七、心电监测技术

（一）工作目标

遵医嘱正确监测患者心率、心律变化，动态评价病情变化，为临床治疗提供依据。

（二）工作规范

1. 评估患者病情、意识状态、皮肤状况。

2. 对清醒患者，告知监测目的，取得患者合作。

3. 正确选择导联，设置报警界限，不能关闭报警声音。

4. 嘱患者不要自行移动或者摘除电极片，避免在监测仪附近使用手机，以免干扰监测波形。

5. 密切观察心电图波形，及时处理异常情况。

6. 嘱患者电极片处皮肤出现瘙痒、疼痛等情况时，及时告诉医护人员。

7. 定时更换电极片和改变电极片位置。

8. 停用时，先向患者说明，取得合作后关机，断开电源。

（三）结果标准

1. 患者/家属能够知晓护士告知的事项，对服务满意。

2. 护士操作规范。

四十八、输液泵/微量注射泵的使用技术

（一）工作目标

遵医嘱正确使用输液泵/微量注射泵。

（二）工作规范

1. 遵循查对制度，符合无菌技术、标准预防、安全给药的原则。

2. 告知患者，做好准备。评估患者的生命体征、年龄、病情、心功能等情况及药物的作用和注意事项、患者的合作程度、输注通路的通畅情况及有无药物配伍禁忌。

3. 告知患者输注药物的名称及注意事项。

4. 告知患者使用输液泵/微量注射泵的目的、注意事项及使用过程中不可自行调节。

5. 妥善固定输液泵/微量注射泵，按需设定参数。

6. 随时查看指示灯状态。

7. 观察患者输液部位状况，观察用药效果和不良反应，发生异常情况及时与医生沟通并处理。

（三）结果标准

1. 患者/家属能够知晓护士告知的事项，对服务满意。
2. 护士操作规范。

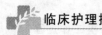
四十九、压疮预防及护理

（一）工作目标

预防患者发生压疮；为有压疮的患者实施恰当的护理措施，促进压疮愈合。

（二）工作规范

1. 遵循标准预防、消毒隔离、无菌技术、安全的原则。

2. 评估和确定患者发生压疮的危险程度，采取预防措施，如定时翻身、气垫减压等。

3. 对出现压疮的患者，评估压疮的部位、面积、分期、有无感染等，分析导致发生压疮的危险因素并告知患者/家属，进行压疮治疗。

4. 在护理过程中，如压疮出现红、肿、痛等感染征象时，及时与医生沟通进行处理。

5. 与患者沟通，为患者提供心理支持及压疮护理的健康指导。

（三）结果标准

1. 患者/家属能够知晓压疮的危险因素，对护理措施满意。

2. 预防压疮的措施到位。

3. 促进压疮愈合。

五十、轮椅与平车使用技术

(一) 工作目标

1. 运送不能起床的患者入院,做各种特殊检查、治疗、手术或转运。
2. 帮助患者下床活动,促进血液循环和体力恢复。

(二) 工作规范

1. 评估要点。
1) 评估患者生命体征、病情变化、意识状态、活动耐力及合作程度。
2) 了解患者有无约束、治疗以及各种管路情况等。
2. 指导要点。
1) 告知患者在使用轮椅与平车时的安全要点及配合方法。
2) 告知患者感觉不适时,及时通知医务人员。
3. 实施过程。
1) 患者与轮椅间的移动。
(1) 从床上向轮椅移动时,在床尾处备轮椅,轮椅应放在患者健侧,固定轮椅。护士协助患者下床、转身、坐入轮椅后,放好脚踏板。
(2) 从轮椅向床上移动时,推轮椅至床尾,轮椅朝向床尾,固定轮椅。护士协助患者站起、转身、坐至床边,选择正确卧位。
(3) 从轮椅向坐便器移动时,轮椅斜放,使患者的健侧靠近坐便器,固定轮椅。护士协助患者足部离开脚踏板,健侧手扶住轮椅的扶手,护士协助其站立、转身,坐在坐便器上。
(4) 从坐便器转移到轮椅上时,按从轮椅向坐便器移动的程序反向进行。
2) 轮椅的使用。
(1) 患者坐不稳或轮椅下斜坡时,用束腰带保护患者。
(2) 下坡时,倒转轮椅,使轮椅缓慢下行,患者头及背部应向后靠。
(3) 患者如下肢有水肿、溃疡或关节疼痛,可将脚踏板抬起,并垫软垫。

3）患者与平车间的移动。

（1）能在床上配合移动者采用挪动法；儿童或体重较轻者可采用一人搬运法；不能自行活动或体重较重者采用两人或三人搬运法；病情危重或颈椎、胸椎、腰椎骨折患者采用四人搬运法。

（2）借助搬运器具进行搬运。

（3）挪动时，将平车推至与床平行，并紧靠床边，固定平车，将盖被铺于平车上，协助患者移动到平车上，注意安全和保暖。

（4）搬运时，应先将平车推至床尾，使平车头端与床尾成钝角，固定平车，一人或以上人员将患者搬运至平车上，注意安全和保暖。

①一人搬运法：适用于儿科患者或者体重较轻的患者。具体方法：将平车推至床尾，使平车头端与床尾成钝角，固定平车；松开盖被，协助患者穿衣；将盖被铺于平车上，患者移至床边；护士协助患者屈膝，一侧臂自患者腋下伸至肩部外侧，另一侧臂伸至患者大腿下；将患者双臂交叉于搬运者颈后，托起患者移步转身，将患者轻放于平车上，为患者盖好盖被。

②两人搬运法：适用于不能自行活动或体重较重者。具体方法：将平车推至床尾，使平车头端与床尾成钝角，固定平车；松开盖被，协助患者穿衣，将盖被平铺于平车上；两人站于床同侧，将患者移至床边；一名护士一手托住患者颈肩部，另一只手托住患者腰部，另一名护士一手托住患者臀部，另一只手托住患者腘窝，使患者身体稍向护士方向倾斜，两名护士同时合力抬起患者，移步转向平车，将患者轻放于平车上，为患者盖好盖被。

③三人搬运法：适用于不能自行活动或体重较重者。具体方法：将平车推至床尾，使平车头端与床尾成钝角，固定平车；松开盖被，协助患者穿衣，将盖被平铺于平车上；三人站于床同侧，将患者移至床边；一名护士托住患者头、肩胛部，第二名护士托住患者背部、臀部，第三名护士托住患者腘窝、小腿部，三人同时抬起，使患者身体稍向护士方向倾斜，同时移步转向平车，将患者轻放于平车上，为患者盖好盖被。

④四人搬运法：适用于病情危急或颈椎、腰椎骨折患者。具体方法：移开床旁桌、椅，推平车与床平行并紧靠床边；在患者腰、臀部下铺中单；一名护士站于床头，托住患者头及颈肩部，第二名护士站于床尾，托住患者两腿，第三名护士和第四名护士分别站于床及平车两侧，握紧中单四角，四人合力同时抬起患者，轻放于平车上，为患者盖好盖被；患者从平车返回病床时，则反向移动。

⑤"过床易"使用法：适用于不能自行活动的患者。具体方法：移开床旁桌、椅，推平车与床平行并紧靠床边，平车与床的平面处于同一水平面，固定平车；护士分别站于平车与床的两侧并抵住，站在床侧的护士协助患者向床侧翻身，站在平车侧的护士

向上方 45°轻推患者,将"过床易"平放在患者身体下后患者取平卧位,待患者上平车后,协助患者向车侧翻身,将"过床易"从患者身下取出。

4)平车的使用。

(1)患者头部置于平车的大轮端。

(2)推平车时小轮在前,车速适宜,拉起护栏,护士站于患者头侧,上坡、下坡时应使患者头部在高处一端。

(3)在运送过程中,保证输液管和引流管的通畅,特殊引流管可先行夹闭,防止牵拉脱出。

(三)结果标准

1.患者/家属知晓护士告知的事项,对服务满意。

2.护士操作过程规范、准确。

3.安全运送患者。

五十一、制 动 护 理

(一)工作目标

1.对可能伤及他人及自己的患者限制其躯干或肢体活动,确保患者安全,保证治疗、护理顺利进行。

2.防止患者过度活动,以利于诊疗操作顺利进行或者防止损伤肢体。

(二)工作规范

1.评估要点。

1)评估患者病情,包括意识状态,肢体活动度,制动部位皮肤色泽、温度及完整性等。

2)评估需要使用保护器具的种类和时间。

2.指导要点。

1)告知患者及家属实施制动的目的、方法、持续时间,使患者和家属理解使用保护器具的重要性、安全性,征得患者和家属的同意后方可使用。

2)指导患者在制动期间保持肢体处于功能位,保持适当的活动度,指导患者进行功能锻炼。

3)告知患者及家属如有不适及时通知医务人员。

3.实施过程。

1)头部制动法:

(1)采用多种工具(头部固定器、支架、沙袋等)或手法使患者头部处于固定状态。

(2)头部制动睡眠时,可在颈部两侧放置沙袋。

(3)新生儿可采用凹式枕头制动,2岁以上患者可使用头部固定器,并可与颈椎和头部固定装置一起使用,不宜与真空夹板一起使用。

2)肢体约束法:暴露患者腕部或者踝部,用棉垫包裹腕部或踝部,将保护带打成双套结套在棉垫外,稍拉紧,使之不松脱,将保护带系于两侧床缘。

3)肩部约束法:

(1)选择合适的方法固定患者躯干,如筒式约束带、大单、支具等。

(2)暴露患者双肩,在患者双侧腋下垫棉垫,将保护带置于患者双肩下,分别穿过患者双侧腋下,在背部交叉后分别固定于床头。

(3)搬动患者时勿使伤处移位、扭曲。

4)全身约束法:

(1)将大单折成自患儿肩部至踝部的长度,将患儿放于中间,用靠近护士一侧的大单紧紧包裹同侧患儿的手足至对侧,自患儿腋窝下掖于身下,再将大单的另一侧包裹手臂及身体后,紧掖于靠近护士一侧身下,如患儿过分活动,可用绷带系好。

(2)约束时松紧度适宜,手腕及足踝等骨突处用棉垫保护;约束胸、腹部时,不可影响其正常呼吸功能。

(3)制动时维持患者身体各部位在功能位。

(4)每15 min观察1次受约束肢体的末梢循环情况,约2 h解开约束带放松1次,并协助患者进行翻身、局部皮肤护理及全身关节运动。

5)夹板固定法:

(1)选择合适的夹板长度、宽度及固定的方式。

(2)两块夹板置于患肢的内、外侧,并跨越上、下两关节,夹板下加垫并用绷带或布带固定。

(3)观察患肢血供情况、夹板固定松紧度及疼痛情况等;可抬高患肢,使其略高于心脏平面。

（三）结果标准

1. 患者/家属知晓护士告知的事项，对服务满意。
2. 护士操作过程规范、准确。

五十二、安 全 管 理

（一）工作目标

评估住院患者的危险因素，采取相应措施，预防不安全事件的发生。

（二）工作规范

1. 遵循标准预防、安全的原则。
2. 评估住院患者，对存在的危险因素采取相应的预防措施并对患者进行指导，如跌倒、坠床、烫伤的预防等。
3. 根据评估结果对患者进行安全方面的指导，嘱患者注意自身安全，提高自我防范意识。
4. 提供安全的住院环境，采取有效的措施，消除不安全因素，降低风险。

（三）结果标准

1. 患者/家属能够知晓护士告知的事项，对服务满意。
2. 患者住院期间无因护理不当造成的不良事件发生。

第三章　专科护理服务工作规程

一、气管切开术后伤口换药技术

（一）工作目标

保持伤口清洁、干燥，防止感染。

（二）工作规范

1. 评估要点。

1）评估患者的病情、意识及合作程度。

2）评估气管切开伤口的情况，气管切开套管有无脱出迹象，敷料污染情况，颈部皮肤情况。

3）操作前后检查气管切开套管位置、气囊压力及固定带松紧度，防止实施过程中因牵拉使导管脱出。

4）评估操作环境。

2. 指导要点

1）告知患者气管切开伤口换药的目的及配合要点，取得其配合。

2）指导患者及其家属气管切开伤口的护理方法和注意事项，预防并发症。

3. 实施过程

1）核实患者身份：携用物至患者床旁，核对患者腕带或核对患者床号、姓名。

2）取卧位：协助患者取合适体位，暴露颈部。

3) 取出原有敷料:护士戴手套,一手拇指和食指捏住套管托,稍向外提起,另一手持镊子取出原有敷料。

4) 伤口及周围皮肤处理:用生理盐水棉球擦洗伤口及周围皮肤,除去痂皮和分泌物,再用 0.5% 活力碘棉球同法擦洗消毒。

5) 换伤口敷料。

(1) 用剪刀将纱布从中间剪开约 2/3 长度,再用血管钳将纱布从套管托下两侧分别轻轻塞入平铺。

(2) 将提起的套管向下复位,用纱布固定开口处。

6) 伤口处理:另取纱布蘸生埋盐水稍拧干后铺开成双层并盖于气管切开伤口。

7) 整理床单位。

(三) 结果标准

1. 患者/家属能够知晓护士告知的事项,对服务满意。

2. 操作过程规范,结果准确。

二、气管套管更换技术

(一) 工作目标

1. 为长期带管患者定期更换气管套管。

2. 更换变形及不合套的气管套管。

(二) 工作规范

1. 评估要点。

1) 评估患者的病情、意识、呼吸型态、痰液、血氧饱和度和合作程度。

2) 评估患者的气管切开伤口,气管套管的种类、型号和气囊压力。

3) 评估气管套管内有无破损及异物。

2. 指导要点:告知患者操作目的及配合要点。

3. 实施过程。

1) 常规更换气管套管法：

该法适用于已形成气管套管瘘道的患者。

(1) 核实患者身份：携用物至患者床旁，核对患者腕带或核对患者床号、姓名。

(2) 取卧位：协助患者取合适体位。

(3) 取出气管套管：解除气管套管固定系带，沿气管切开瘘道，取出气管套管。

(4) 更换前准备：打开气管切开包，戴手套。

(5) 瘘口及瘘口周围皮肤处理：颈前瘘口及瘘口周围皮肤用 0.5% 活力碘消毒，仔细检查瘘口、瘘道，查看有无肉芽组织、脓性膜片、出血或溃疡等情况，并作相应处理。

(6) 更换套管。

①插入外套管：右手持套有套管芯的外套管对准瘘口，沿瘘道插入气管内。

②取出套管芯：左手迅速固定外套管托，右手快速取出套管芯。

③放入内套管：系好气管套管固定系带且松紧合适，气管套管托下垫消毒纱布，再放入内套管。

(7) 操作完毕，妥善安置患者，整理床单位。

2) 特殊情况下外套管更换法：

瘘道未形成时，必须用特殊的方法更换外套管。

(1) 核实患者身份：携用物至患者床旁，核对患者腕带或核对患者床号、姓名。

(2) 取卧位：协助患者取合适体位。

(3) 更换前准备：打开气管切开包，戴手套，解除气管套管固定系带。

(4) 瘘口周围皮肤处理：用 0.5% 活力碘消毒瘘口周围皮肤。

(5) 取出气管套管。

①因瘘道尚未形成，必须有助手协助。

②操作者左手持气管切开拉钩，右手持带套管芯的外套管；助手站于左侧，右手持气管切开拉钩并协助取出外套管。

(6) 更换套管。

①更换外套管、取出套管芯：取出气管套管后操作者和助手迅速用气管切开拉钩伸入气管切开假性瘘道后，向两侧拉开带状肌，看清气管切口迅速置入外套管，退出气管切开拉钩，左手固定气管套管托，右手迅速取出套管芯。

②放入内套管：系好气管套管固定系带且松紧合适，气管套管托下垫消毒纱布，

再放入内套管。

（7）操作完毕，妥善安置患者，整理床单位。

（三）结果标准

1. 患者/家属能够知晓护士告知的事项，对服务满意。

2. 操作过程规范，结果准确。

三、脑室引流管的护理技术

（一）工作目标

1. 保持引流通畅。

2. 防止逆行感染。

3. 便于观察脑室引流液的形状、颜色和量。

（二）工作规范

1. 评估要点。

1）评估患者意识、瞳孔、生命体征及头痛、呕吐等情况。

2）观察引流管内液面有无波动，向引流袋方向缓慢挤压引流管检查是否通畅，观察引流液的颜色、性状和量。

3）观察伤口敷料有无渗出液。

2. 指导要点。

1）告知患者及其家属操作的目的、注意事项，以取得患者的配合。

2）告知患者及其家属留置脑室引流管，硬膜外、硬膜下引流管期间的安全防范措施，如不能随意改变引流袋位置，保持伤口敷料清洁，不可抓挠伤口等。

3）患者按要求取卧位。

3. 实施过程。

1）核实患者身份：携用物至患者床旁，核对患者腕带或核对患者床号、姓名。

2）取体位：取头高脚低位，床头抬高 10°～30°，暴露引流管，再次检查引流管是否通畅。

3）准备换引流袋。

（1）用卵圆钳在管口上方 5 cm 处夹紧引流管，使管口朝上。戴手套，铺治疗巾于接头下。

（2）引流管、引流袋分离：一手捏住引流管，一手捏住引流袋自接口处断开，竖直抬高引流管，使引流液全部流入袋内，反折接头塞放于床垫下或放于医用垃圾袋中。

4）换引流袋。

（1）准备新引流袋：将新引流袋检查后挂于床边或放于治疗巾上，关闭下端活塞。

（2）消毒：消毒引流管口周围，取 3 根碘伏棉签分别消毒引流管内径、横截面、引流管外径。取无菌纱布包裹已消毒的引流管。

（3）连接：在无菌纱布内连接引流袋于引流管上。

（4）固定：固定引流袋高于侧脑室平面 10～20 cm，以维持正常的颅内压，保持引流通畅，避免打折成角、扭曲、受压。

（5）观察：松开卵圆钳，再次挤压引流管，检查是否通畅，观察引流液的量、颜色和性质。

5）引流管标识清楚。

6）撤治疗巾，脱去手套，协助患者取舒适体位，整理床单位。

（三）结果标准

1. 患者/家属能够知晓护士告知的事项，对服务满意。
2. 操作过程规范，结果准确。

四、持续膀胱冲洗技术

（一）工作目标

1. 预防膀胱或前列腺手术后创面出血导致的淤血。

2. 防止血凝块堵塞尿道。

（二）工作规范

1. 评估要点。

1）评估患者病情、意识状态、自理能力及合作程度。

2）观察尿液性质、出血情况、排尿不适的症状及尿道通畅情况等。

2. 指导要点。

1）告知患者冲洗的目的和配合方法。

2）告知患者冲洗过程中如有不适应及时通知护士。

3）在留置无菌三腔导尿管后,应排空膀胱。

3. 实施过程。

1）核实患者身份:携用物至患者床旁,核对患者腕带或核对患者床号、姓名。

2）取卧位:协助患者取舒适体位,露出无菌三腔导尿管末端,注意保暖,保护患者隐私。

3）安置冲洗装置:将生理盐水瓶或电解液瓶挂于输液架上,液面高于床面约 60 cm,排气。

4）冲洗前准备:

（1）将一次性治疗巾垫于无菌三腔导尿管的接头处。

（2）用血管钳夹住无菌三腔导尿管的接头上方 5 cm 处。

5）接管冲洗:

（1）消毒无菌三腔导尿管冲洗腔,连接冲洗管。

（2）打开冲洗管,关闭尿袋,根据医嘱调节冲洗速度（一般为 80～100 滴/分）,待患者有尿意或滴入 200～300 mL 溶液后,夹闭冲洗管,打开尿袋,排出冲洗液,遵医嘱如此反复进行。

（3）冲洗过程中观察患者反应,观察冲洗液出入量、颜色及患者有无不适主诉。

（4）冲洗完毕,取下冲洗管,妥善处理无菌三腔导尿管。

6）固定尿袋,位置低于膀胱。

7）整理床单位,安置患者,挂冲洗标志。

（三）结果标准

1. 患者/家属能够知晓护士告知的事项,对服务满意。

2. 操作过程规范,结果准确。

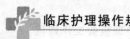

五、T形管引流护理技术

（一）工作目标

1. 防止患者发生胆道逆行感染。

2. 通过日常护理保证引流的有效性。

3. 观察胆汁的量、颜色和性质。

（二）工作规范

1. 评估要点。

1）评估患者的病情，如生命体征和腹部体征，有无发热、腹痛、黄疸，皮肤及巩膜黄染消退情况及大便颜色等。

2）评估T形管引流情况，检查T形管周围皮肤有无胆汁侵蚀，观察引流液的颜色、性状和量。

2. 指导要点。

1）告知患者更换体位或下床活动时保护T形管的措施。

2）告知患者放置或更换引流袋的注意事项。

3）如患者需带T形管回家，指导其管路护理及自我监测的方法。

4）指导患者进清淡饮食。

5）告知患者如出现不适及时通知医务人员。

3. 实施过程。

1）核实患者身份：携用物至患者床旁，核对患者腕带或核对患者床号、姓名。

2）取体位：协助患者摆好体位，暴露T形管及右侧腹壁，注意遮挡患者。

3）准备换引流袋。

（1）用卵圆钳夹住引流管近端，铺治疗巾于引流管口下方。

（2）管袋分离：取无菌纱布，一手捏住引流管，另一手捏住引流袋自接口处断开，竖直抬高引流管，使引流液全部引入袋内，反折接头塞放于床垫下或放于医用垃圾袋中。

4）换引流袋。

（1）准备新引流袋：将新引流袋检查后挂于床边或放于治疗巾上，出口处拧紧。

（2）消毒：消毒引流管口周围，取 3 根碘伏棉签分别消毒引流管内径、横截面、引流管外径。取无菌纱布包裹已消毒的引流管外径。

（3）将新的引流袋与引流管连接。

（4）固定：妥善固定，引流袋位置必须低于切口平面，保持引流管通畅，避免打折成角、扭曲、受压。

（5）观察：松开卵圆钳，再次挤压引流管，检查是否通畅，观察引流液的量、颜色和性状。

5）引流管标识清楚。

6）保护皮肤：T 形管周围皮肤有胆汁渗漏时，可用氧化锌软膏保护。

7）整理床单位。

（三）结果标准

1. 患者/家属能够知晓护士告知的事项，对服务满意。

2. 操作过程规范，结果准确。

六、血糖监测技术

（一）工作目标

遵医嘱准确测量患者血糖，为诊断和治疗提供依据。

（二）工作规范

1. 遵循查对制度，符合无菌技术、标准预防原则。

2. 告知患者监测血糖的目的，做好准备。评估患者穿刺部位皮肤状况。

3. 确认血糖仪的型号与试纸型号一致，正确安装采血针，确认监测血糖的时间（如空腹、餐后 2 h 等）。

4. 确认患者手指消毒剂干透后实施采血,采血量充足,应使试纸区完全变成红色。

5. 指导患者穿刺后按压 1～2 min。

6. 将结果告知患者/家属,做好记录并通知医生。

7. 对需要长期监测血糖的患者,穿刺部位应轮换,并指导患者血糖监测的方法。

(三)结果标准

1. 患者/家属能够知晓护士告知的事项,对服务满意。

2. 操作过程规范,结果准确。

七、洗 胃 技 术

(一)工作目标

1. 通过实施洗胃抢救中毒患者,清除胃内容物,减少毒物吸收,利用不同的灌洗液中和解毒。

2. 减轻胃黏膜水肿,预防感染。

(二)工作规范

1. 连接好洗胃机的管路,接通电源,打开开关。

2. 患者取左侧卧位,意识障碍患者取去枕平卧位头偏向一侧,胸前垫防水布,弯盘放于患者口角处。

3. 测量胃管长度。

4. 如患者不能配合则用开口器撑开上、下牙,或置牙垫等,切不可勉强用力。

5. 在插入胃管的过程中如遇患者剧烈呛咳、呼吸困难、面色发绀,应立即拔出胃管,休息片刻后再插,避免误入气管。

6. 证实胃管进入胃内。

7. 连接洗胃机,按开始键对胃进行自动冲洗,反复冲洗至洗出液澄清为止。

8. 洗胃完毕,关闭开始键,断开胃管与洗胃机的连接管,检查腹部情况,反折胃管后拔出,防止管内液体误入气管。

9. 整理床单位及用物,协助患者取舒适体位。

10. 记录灌洗情况及病情变化。

11. 消毒洗胃机及管道。

(三)结果标准

1. 患者/家属能够知晓护士告知的事项,对服务满意。

2. 操作过程规范,结果准确。

八、除 颤 术

(一)工作目标

纠正患者心律失常。

(二)工作规范

1. 了解患者病情状态,评估患者意识、颈动脉搏动、呼吸、心电图状态以及是否有室颤波。

2. 除颤器处于完好备用状态。

3. 报告"患者出现室颤,需紧急除颤"(准备时间不超过 30 s)。

4. 正确开启除颤仪。

5. 患者仰卧于硬板床上,使患者身体不接触床上任何金属部分,迅速擦干患者皮肤。

6. 手持电极板时不能面向自己,将手控除颤电极板涂上专用导电糊,并均匀分布于两块电极板上。

7. 电极板位置安放正确:"STERNVM"电极板放于胸骨右缘第 2 肋间(心底部),"APEX"电极板上缘置于左腋中线第 5 肋间(心尖部),电极板与皮肤紧密接触。

8. 按下"充电"按钮(电复律方式为非同步方式,一般首次能量 200 J),"请旁人离开"。

9. 电极板压力适当,再次观察心电示波(报告仍为室颤)。

10. 确定周围人员无直接或间接与患者接触(操作者身体后退一小步,不能与患者接触)。

11. 双手拇指同时按压"放电"按钮,当观察到除颤器放电后再放开按钮,移开电极。

12. 观察并监护,除颤成功,报告"除颤成功,恢复窦性心律"。

13. 整理床单位及用物,清洁除颤电极板。

(三)结果标准

1. 患者/家属能够知晓护士告知的事项,对服务满意。

2. 操作过程规范,结果准确。

九、胸腔闭式引流术

(一)工作目标

1. 保持引流通畅,维持胸腔内压力。

2. 防止逆行感染。

3. 便于观察胸腔引流液的性状、颜色、量。

(二)工作规范

1. 术后患者若血压平稳,应取平卧位以利于引流。

2. 水封瓶应位于胸部以下,不可倒转,维持引流系统封闭,接头牢固固定。

3. 保持引流管长度适宜,翻身活动时防止受压、打折、扭曲、脱出。

4. 保持引流管通畅,注意观察引流液的量、颜色、性状,并做好记录。如引流量增多,及时通知医生。

5. 更换引流瓶时,应用止血钳夹闭引流管防止空气进入。注意保证引流管与引流瓶连接牢固、紧密,切勿漏气。操作时严格遵循无菌操作原则。

6. 搬动患者时,应注意保持引流瓶低于胸膜腔。

7. 拔出引流管后 24 h 内要密切观察患者有无胸闷、憋气、呼吸困难、气胸、皮下气肿等,观察局部皮肤有无渗血、渗液,如有变化,要及时报告医生并处理。

(三) 结果标准

1. 患者/家属能够知晓护士告知的事项,对服务满意。
2. 操作过程规范,结果准确。

十、早产儿暖箱应用

(一) 工作目标

1. 为患儿提供适宜的温度和湿度环境,保持稳定。
2. 提高早产儿的成活率。

(二) 工作规范

1. 严格交接班。
2. 暖箱应避免阳光直射,冬季避开热源及冷空气对流处。
3. 使用暖箱时室温不宜过低(一般 28~36 ℃,特殊情况按医嘱设定),以免暖箱大量散热。
4. 使用中注意观察暖箱各仪表显示是否正常,出现报警要及时查找原因并予以处理,必要时切断电源,请专业人员进行维修。
5. 在使用中严格执行查找规程,以保证安全。
6. 长期使用暖箱的患儿,每周更换一次暖箱并进行彻底消毒。使用过程中定期进行细菌学监测。
7. 严禁骤然提高暖箱温度,以免患儿体温突然上升造成不良后果。
8. 患儿出箱前应逐渐调节箱温,以使患儿逐步适应周围温度。

(三) 结果标准

1. 患儿家属能够知晓护士告知的事项,对服务满意。

2. 操作过程规范,结果准确。

十一、新生儿脐部护理技术

(一) 工作目标

保护脐部清洁,预防新生儿脐炎的发生。

(二) 工作规范

1. 脐部护理时,应严格观察脐带有无特殊气味及脓性分泌物,发现异常及时报告医生。

2. 脐带未脱落前,勿强行剥落,结扎线如有脱落应重新结扎。

3. 脐带应每日护理一次,直至脱落。

4. 新生儿使用尿布时注意勿让其超越脐部,以免尿、粪便污染脐部。

5. 使用硝酸银溶液时,注意勿烧灼正常组织,以免引起烧灼伤。

(三) 结果标准

1. 新生儿家属能够知晓护士告知的事项,对服务满意。

2. 操作过程规范,结果准确。

十二、新生儿沐浴技术

(一) 工作目标

使新生儿皮肤清洁、舒适,避免感染;活动新生儿肢体和肌肉,促进血液循环。

（二）工作规范

1. 评估要点

（1）评估环境温度。

（2）评估身体及皮肤情况。

2. 指导要点

（1）告知家属避免新生儿在喂奶前、后1h内沐浴。

（2）指导家属新生儿沐浴的正确方法和注意事项，避免新生儿耳、眼、口、鼻进水。

（3）告知家属保持新生儿皮肤皱褶处清洁、干燥。

3. 实施过程

（1）核实身份：核对新生儿腕带、腰牌，核对母亲床号、姓名。

（2）将新生儿放在新生儿车上，轻推至沐浴室。

（3）沐浴前准备。

①再次核实身份：解开新生儿包被，再次检查新生儿腕带、腰牌，核对母亲床号、姓名。

②测试水温：操作者可用右前臂测试水温（38～40℃）。

③脱新生儿衣服，解尿布。

④妥善放置新生儿：以左手托住新生儿头颈部，右手托住新生儿双足，放于沐浴台上。

（4）沐浴。

①擦拭面部：用小毛巾为新生儿擦拭双眼（从内眦向外眦）、洗净脸部。

②洗头：洗头时用左手拇指和中指将新生儿双手耳郭向内盖住耳孔（防止水流入造成耳内感染）。

③流动水洗浴顺序：由头到脚，先正面后背部、会阴部、臀部（具体清洗顺序为头→颈→腋下→上肢→手→胸背），然后调转新生儿头部，将新生儿头枕在操作者左肘部，清洗腹部、腹股沟、臀部、下肢，注意洗净皮肤皱褶处。

（5）沐浴后护理。

①将新生儿抱至处置台上，用大毛巾轻轻擦干全身，脐部用75％酒精棉签擦拭2遍，在颈下、腋下、腹股沟处撒爽身粉（女婴腹股沟撒爽身粉时遮盖会阴部），臀部擦20％鞣酸软膏或护臀膏（霜）。

②床上换衣服，换清洁尿布，包好包被。

（6）沐浴后核对新生儿身份：核对新生儿腕带、腰牌、床头卡。

（7）将新生儿放回新生儿车护送至病房。

（三）结果标准

1. 新生儿家属能够知晓护士告知的事项,对服务满意。

2. 操作过程规范,结果准确。

十三、新生儿抚触技术

（一）工作目标

促进母婴情感交流,以促进新生儿神经系统的发育,增加应激能力;促进免疫系统的完善,提高免疫力;加快新生儿对食物的吸收,增加体重。

（二）工作规范

1. 评估要点

（1）了解新生儿日龄、皮肤情况。

（2）评估操作环境。

2. 实施过程

（1）核实身份:核对新生儿腕带、腰牌,核对母亲床号、姓名。

（2）妥善安置新生儿:将新生儿放置在包被上,解开衣服,检查全身情况,及时更换尿布。

（3）抚触方法:护士掌心倒按摩油少许,轻轻摩擦,以温暖双手。每个部位的动作重复4~6次。

（4）抚触顺序:头部→胸部→腹部→上肢→手→下肢→背部→臀部→脚。

①头部抚触:两拇指指腹从眉间向两侧推至发际;从下颌部中央向两侧以上滑行,让上、下唇形成微笑状;一手托头,用另一手的指腹从前额发际抚向脑后,轻压耳后乳突部位,同法抚触对侧,避开囟门。

②胸部抚触:双手放在两侧肋缘,向对侧上方交叉推进至两侧肩部,在胸部划一个大的交叉,避开新生儿乳头。

③腹部抚触：食指、中指依次从右下腹至上腹向左下腹移动，沿顺时针方向画半圆，避开新生儿的脐部和膀胱。

④四肢抚触：两手交替抓住新生儿的一侧上肢，从上臂至手腕轻轻分段挤捏，对侧及双下肢抚触方法相同。用拇指指腹从新生儿掌面（脚跟）向手指（脚趾）方向推进，并从手指（脚趾）两侧轻轻提拉每个手指（脚趾）。

⑤背部抚触：以脊椎为中心线，双手分别平行放在脊椎两侧，往相反的方向重复移动双手；从背部上端逐渐向下移至臀部，最后由头顶沿脊椎抚触至骶部、臀部。

（5）操作完毕，妥善安置新生儿：给新生儿穿衣服，检查全身情况，及时更换尿布。

（三）结果标准

1. 新生儿家属能够知晓护士告知的事项，对服务满意。

2. 操作过程规范，结果准确。

十四、新生儿奶瓶喂养技术

（一）工作目标

供给新生儿足够的营养及液体。

（二）工作规范

1. 备齐用物，携用物至新生儿床旁，核对床号、床头卡和腕带信息，观察患儿一般情况。

2. 检查新生儿尿布，必要时予以更换。

3. 洗手。

4. 检查牛奶温度（38～40 ℃），并注意奶嘴孔大小。

5. 核对新生儿姓名、床号与奶瓶的标签是否吻合。

6. 将面巾纸垫在新生儿颈部。

7. 将新生儿抱起，注意保暖，以手臂环抱新生儿头部并用身体支持新生儿。

8. 利用觅食反射,使新生儿张嘴,倾斜奶瓶使牛奶充满整个奶嘴,再放在新生儿舌上,即开始喂奶。

9. 喂奶中可轻轻移动奶瓶,以刺激吸吮。

10. 若新生儿停止吸吮,则轻拍其背后再喂,或在喂奶约 10 min 及喂食完毕后各拍背 1 次以驱尽胃内空气。

11. 随时用面巾纸擦拭新生儿嘴边溢出的奶。喂奶中随时观察新生儿的呼吸、面色、有无呛咳等异常情况。

12. 将新生儿放回小床,取让新生儿舒适的体位(将头侧向一边,避免溢奶后窒息)。

13. 整理用物,洗手。

14. 记录新生儿吃奶的情况,有无大小便及其他异常情况。

(三)结果标准

1. 奶瓶必须经消毒后方可使用。

2. 奶嘴孔不宜过小或过大。

3. 喂奶过程中注意新生儿的面色、呼吸及其他情况。

4. 每周测体重,注意新生儿是否获得足够的营养。

十五、光照疗法

(一)工作目标

应用光照疗法(简称光疗)治疗新生儿高胆红素血症,降低血清胆红素浓度。

(二)工作规范

1. 评估要点。

(1)评估黄疸的范围、程度及黄疸消退情况。

(2)评估患儿生命体征及胆红素检查结果。

2. 指导要点。

（1）告知患儿家属实施光照疗法的目的及必要性。

（2）告知家属患儿皮肤不要擦爽身粉或油剂。

3. 实施过程

（1）核实患儿身份：携用物至患儿床旁，核对患儿腕带或核对患儿床号、姓名。

（2）妥善安置患儿：清洁皮肤、戴护眼罩，除会阴部用纸尿裤遮盖外，其余部位均裸露，男婴注意保护阴囊。

（3）确定参数：确认光疗箱温度（30～32 ℃）及相对湿度（55％～65％）与患儿情况相符。

（4）将患儿放入光疗箱。

（5）关好箱门。

（6）记录入箱时间及光疗起始时间（光疗时间一次为 8 h）。

（三）结果标准

1. 患儿家属能够知晓护士告知的事项，对服务满意。

2. 操作过程规范，结果准确。

十六、产时会阴部消毒技术

（一）工作目标

为阴道操作、自然分娩、妇产科手术做准备。

（二）工作规范

1. 评估要点。

（1）检查会阴部清洁度及外阴皮肤情况。

（2）了解产妇孕周及产程开始情况，阴道流血、流液情况。

2. 指导要点。

（1）做好操作前的解释工作，告知产妇会阴部消毒的目的。

（2）告知产妇实施过程中臀部不要抬起，以免冲洗水流至后背。

（3）嘱产妇如果宫缩来临时身体不要左右翻动，以免影响消毒效果。

（4）告知产妇双手不能触碰消毒区域。

（5）消毒前用清水或者肥皂水依顺序冲洗或擦洗会阴部。

3．实施过程。

（1）核实产妇身份：携用物至产妇床旁，核对产妇腕带或核对产妇床号、姓名。

（2）妥善安置产妇：产妇取外展屈膝位或者膀胱截石位，臀部垫橡胶单、治疗巾。

（3）消毒：第一遍消毒用持物钳夹取浸有消毒液（0.5％碘伏）的纱布或棉球擦洗，顺序为小阴唇、大阴唇→阴阜→左、右大腿内侧上 1/3 处→肛周→肛门。根据需要第二遍消毒，更换持物钳，同法擦洗，顺序同上。

（4）冲洗：消毒后，根据需要用生理盐水冲洗会阴部。

（5）操作完毕，妥善安置产妇：协助产妇恢复舒适体位并穿好衣裤，整理床单位。

（三）结果标准

1．产妇/家属能够知晓护士告知的事项，对服务满意。

2．操作过程规范，结果准确。

十七、听诊胎心音技术

（一）工作目标

了解胎心音是否正常，了解胎儿在子宫内的情况。

（二）工作规范

1．评估要点。

（1）评估孕妇孕周、胎方位及腹部形状。

（2）了解孕妇妊娠史。

（3）评估孕妇自理能力、合作程度及耐受力。

（4）评估孕妇局部皮肤情况。

2．指导要点。

（1）告知孕妇听诊胎心音的意义和胎心率正常范围。

（2）指导孕妇自我监测胎动。

3．实施过程。

（1）核实产妇身份：携用物至患者床旁，核对产妇腕带或产妇床号、姓名。

（2）取卧位：嘱产妇取仰卧位，暴露腹部。

（3）听诊。

①用胎心听诊器或多普勒胎心仪在相应位置听诊胎心音，听到如钟表的"嘀嗒"双音后，计数 1 min。

②选择宫缩后间歇期听诊。

③实施过程中注意观察孕妇有无异常情况，及时处理。

（4）听诊完毕，妥善安置产妇。

（三）结果标准

1．产妇/家属能够知晓护士告知的事项，对服务满意。

2．操作过程规范，结果准确。

十八、结膜囊冲洗技术

（一）工作目标

1．术前清洁消毒。

2．冲洗眼部异物及分泌物。

（二）工作规范

1．评估要点。

（1）评估患者病情、意识状态及合作程度。

（2）评估有无操作禁忌证。

2. 指导要点。

（1）告知患者用药的方法、目的，以取得患者的合作。

（2）告知患者如有不适及时通知医务人员。

3. 实施过程。

（1）核实患者身份：携用物至患者床旁，核对患者腕带或核对患者床号、姓名。

（2）协助患者取舒适体位：确认患者身份后，协助患者取坐位或仰卧位。

（3）冲洗前准备：嘱患者头略后仰，微倾向患眼，治疗巾放于患侧颌下，患眼滴0.5％丁卡因。

（4）冲洗处理。

①受水器紧贴患眼侧颊部，嘱患者轻闭双眼，冲洗眼睑及周围皮肤，暴露患眼结膜囊，冲洗结膜囊。

②用消毒棉签擦干眼睑，取下受水器、治疗巾，必要时用无菌纱布遮盖眼部。

（5）冲洗完毕，协助患者恢复舒适体位。

（三）结果标准

1. 患者/家属能够知晓护士告知的事项，对服务满意。

2. 操作过程规范，结果准确。

十九、鼻腔冲洗技术

（一）工作目标

1. 鼻腔、鼻窦手术的术前准备。

2. 用于萎缩性鼻炎、鼻咽癌放疗术后。

3. 冲洗鼻腔内粉尘性异物。

（二）工作规范

1. 评估要点。

（1）评估患者病情、意识状态及合作程度。

（2）评估有无操作禁忌证。

2. 指导要点。

（1）告知患者用药的方法、目的，以取得患者的合作。

（2）告知患者如有不适及时通知医务人员。

3. 实施过程。

（1）核实患者身份：携用物至患者床旁，核对患者腕带及核对患者床号、姓名。

（2）协助患者取舒适体位：协助患者取坐位，头取前倾位，保持张口动作。

（3）冲洗前准备：准备温水 500 mL，检查鼻腔冲洗器通气情况。

（4）冲洗处理。

①将鼻腔冲洗器头对准一侧鼻腔，挤压皮球数次，同法冲洗另一侧鼻腔。

②冲洗完毕，将鼻腔冲洗器内积水甩干。

③嘱患者将鼻腔积水轻轻擤出。

（5）冲洗完毕，协助患者恢复舒适体位。

（三）结果标准

1. 患者/家属能够知晓护士告知的事项，对服务满意。

2. 操作过程规范，结果准确。

二十、剪鼻毛技术

（一）工作目标

用于鼻腔手术术前准备。

（二）工作规范

1. 评估要点。

（1）评估患者病情、意识状态及合作程度。

（2）评估有无操作禁忌证。

2．指导要点。

（1）告知患者用药的方法、目的，以取得患者的合作。

（2）告知患者如有不适应及时通知医务人员。

3．实施过程。

（1）核实患者身份：携用物至患者床旁，核对患者腕带及核对患者床号、姓名。

（2）协助患者取舒适体位（坐位），头稍向后仰。

（3）剪鼻毛。

①护士坐在患者对面，用额镜对光。

②用棉签取凡士林涂于眼科弯剪刀刃上，以便随时黏附剪下的鼻毛，避免吸入鼻腔。

③左手拇指将患者鼻尖轻轻抬起，右手持眼科弯剪，凸面贴近鼻前庭皮肤，沿鼻毛根部剪除鼻毛，用棉签将鼻前庭鼻毛擦干净，检查是否剪干净。

（三）结果标准

1．患者/家属能够知晓护士告知的事项，对服务满意。

2．操作过程规范，结果准确。

二十一、耳道滴药耳浴技术

（一）工作目标

1．用于外耳道炎的治疗。

2．软化耵聍，溶解外耳道胆脂瘤。

3．麻醉或杀死外耳道昆虫类异物，利于取出。

（二）工作规范

1．评估要点。

（1）评估患者病情、意识状态及合作程度。

（2）评估有无操作禁忌证。

2. 指导要点。

（1）告知患者用药方法、目的，以取得患者的合作。

（2）告知患者如有不适及时通知医务人员。

3. 实施过程。

（1）核实患者身份：携用物至患者床旁，核对患者腕带或核对患者床号、姓名。

（2）妥善安置患者：协助患者取侧卧位，患耳向上，用棉签将耳道脓液擦净。

（3）耳道滴药耳浴：一手将耳郭拉向后上方，另一手将滴耳液沿外耳道后壁滴入并尽量充满外耳道，静置 10 min，然后变换体位，将药液倒出，用消毒棉球擦净外耳道周围皮肤。

（4）操作完毕，扶患者坐起。

（三）结果标准

1. 患者/家属能够知晓护士告知的事项，对服务满意。

2. 操作过程规范，结果准确。

二十二、动脉血标本的采集技术

（一）工作目标

采集动脉血，进行血气分析，判断患者氧合情况，为治疗提供依据。

（二）工作规范

1. 核对医嘱，做好准备。

2. 携用物至患者床旁，核对后协助患者取舒适体位，暴露穿刺部位。

3. 先抽取少量肝素，润湿注射器后排尽（或者使用专用血气针）。

4. 消毒穿刺部位，确定动脉及走向后，迅速进针，一般需要 1 mL 左右动脉血。

5. 拔针后立即将针尖斜面刺入橡皮塞或专用凝胶针帽,隔绝空气。

6. 将血气针轻轻转动,使血液与肝素充分混匀,立即送检。

7. 让患者垂直按压穿刺部位 5～10 min。

(三)结果标准

1. 患者/家属能够知晓护士告知的事项,对服务满意。

2. 操作过程规范,结果准确。

二十三、造口护理技术

(一)工作目标

1. 保持造口周围皮肤清洁。
2. 让患者掌握护理造口的方法。

(二)工作规范

1. 协助患者取舒适卧位,必要时使用屏风遮挡。
2. 由上向下撕离已用的造口袋,并观察内容物。
3. 用温水清洁造口及周围皮肤,并观察周围皮肤及造口的情况。
4. 用造口量度表量度造口的大小、形状。
5. 绘线,做记号。
6. 沿记号修剪造口袋底盘,必要时可涂防漏膏、保护膜。
7. 撕去粘贴面上的纸,按照造口位置由下而上将造口袋贴上,夹好便袋夹。

(三)结果标准

1. 患者/家属能够知晓护士告知的事项,对服务满意。
2. 操作过程规范,结果准确。

二十四、换 药 技 术

(一) 工作目标

为患者更换伤口敷料,保持伤口清洁,预防、控制伤口感染,促进伤口愈合。

(二) 工作规范

1. 携用物至患者床旁,核对患者姓名、床号。

2. 向患者解释操作的目的、方法、注意事项。

3. 协助患者取舒适卧位,充分暴露手术切口。

4. 用手揭去外层敷料,使外面向上放入无菌治疗碗中。

5. 右手持一把无菌镊子轻轻揭去内层敷料。对清洁伤口:左手持第二把无菌镊子夹取酒精棉球并递给右手的镊子(注意两把镊子不可接触),由创缘向外消毒切口周围皮肤两次(勿使酒精流入切口)。对感染伤口:左手持第二把无菌镊子夹取酒精棉球并递给右手的镊子(注意两把镊子不可接触),由切口外周向创缘消毒周围皮肤两次(勿使酒精流入切口)。

6. 用左手的无菌镊子夹取无菌生理盐水棉球传递给右手的镊子洗伤口分泌物。

7. 用左手的无菌镊子夹取无菌纱布覆盖在伤口上。

8. 用胶布粘贴,固定纱布(方向与肢体或机体长轴垂直,不要以放射状粘贴)。

(三) 结果标准

1. 患者/家属能够知晓护士告知的事项,对服务满意。

2. 操作过程规范,结果准确。

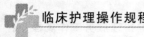
二十五、PICC 置管技术

（一）工作目标

1. 为患者提供中长期静脉输液治疗的通道，满足肿瘤患者常规化疗疗程的需要。

2. 减少频繁穿刺给患者带来的痛苦。

3. 避免刺激性药物对患者血管的损伤，保护患者的外周静脉。

4. 彻底杜绝和避免静脉化疗时化疗药物的外渗和对局部组织的刺激，减少患者的痛苦。

5. 解决外周血管条件差的患者输液难题。

（二）工作规范

1. 首选贵要静脉，次选肘正中静脉，第三选择是头静脉。

2. 测量长度：测量时上肢外展 90°，一般预计导管尖端位于上腔静脉，从欲穿刺点沿静脉走向至右胸锁关节再向下至第 2、3 肋间。

3. 测臂围：于肘上 7 cm 处测量臂围，用于监测可能发生的并发症（如渗漏、栓塞等），新生儿及小儿应测量双臂臂围。

4. 建立无菌区：打开 PICC 无菌包，穿无菌隔离衣，戴无菌手套，应用无菌技术准备肝素帽、抽吸生理盐水，将第一块治疗巾垫于患者准备插管的手臂下，注意患者的手臂外展 90°放置。

5. 穿刺点消毒：按无菌原则，先用酒精脱脂 3 次，再用碘伏消毒穿刺点 3 次，范围应达 10 cm×10 cm 以上，待其自然干燥。更换手套，铺孔巾于穿刺部位上，铺第二块治疗巾扩大无菌区。

6. 预冲导管并修剪导管。

7. 穿刺。

8. 从导引套管内取出穿刺针。

9. 置入 PICC 导管：用镊子轻轻夹住导管或用手轻捏导管保护套（贝朗导管和

BD 管有保护套），将导管从导入鞘末端逐渐送入静脉。当导管进到肩部时，让患者将头转向穿刺侧，下颌靠肩，以防导管进入颈静脉。达到预计长度时可将头转回来。注意不要用镊子过紧夹持导管，以免损坏导管；送管时用力要均匀、缓慢，禁止用暴力置入导管。

10. 退出并撤离导引套管：BD 导管送入至离 0 刻度 10～15 cm 时（巴德管和贝朗导管送至预计的位置），用左手指压套管端静脉稳定导管，从静脉内退出导引套管，撕开并撤离导引套管（巴德管不用撕直接退出就行）。再将导管送至预计的位置，注意移去导引套管时要固定好 PICC 导管。

11. 移去导引钢丝：一手固定导管，另一手移去导丝。注意移去导丝时动作要轻柔、缓慢。若导管呈串珠状皱褶样改变表明有阻力，应停止抽取导丝，并使导管恢复原状，然后连同导管一起退出少许，再试着抽出导丝，重复这样的过程直到导丝较容易抽出，一旦导丝撤离再将导管推进到预计的位置。（巴德管需修剪长度，一般体外留 5～7 cm 为宜，然后装好导管配套的蓝色连接器，并将白色固定翼固定在穿刺点处的导管上。）

12. 抽吸与封管：用生理盐水注射器抽吸回血并注入生理盐水，确认通畅后连接肝素帽，再用肝素盐水正压封管。注意 10 mL 以下的注射器可能造成高压而使导管破裂，建议使用 10 mL 及以上的注射器。

13. 固定导管，覆盖无菌敷料。

14. 通过 X 线拍片确定导管位置。

15. 穿刺后宣教。

（三）结果标准

1. 患者/家属能够知晓护士告知的事项，对服务满意。
2. 操作过程规范，结果准确。

二十六、PICC 维护技术

（一）工作目标

1. 保护穿刺点，避免污染，固定导管，预防感染。

2. 把由于过度使用肝素帽引发的潜在感染的可能性降至最低。

3. 保持导管的通畅,防止导管的堵塞。

(二)工作规范

1. 评估患者,备齐用物。

2. 洗手,戴口罩。

3. 观察导管刻度,肘窝上 10 cm 处测量上臂臂围并记录。

4. 从下向上(或由远心端至近心端)小心拆除原有贴膜和胶布,避免牵拉导管。

5. 观察穿刺点周围皮肤有无发红、肿胀、渗出物等异常情况。

6. 戴无菌手套,将无菌治疗巾垫于患者置管侧臂下。

7. 用 75%酒精棉球在距穿刺点 0.5 cm 处由中心向外螺旋式消毒皮肤,消毒范围上下直径达 20 cm,左右达臂边缘,消毒 3 遍。

8. 取无菌纱布在穿刺点处按压导管,用 75%酒精擦拭导管体外部分、连接器及肝素帽 3 遍。

9. 用碘伏棉球在穿刺点稍作停留后,由中心向外螺旋式消毒皮肤,消毒范围上下直径达 20 cm,左右达臂边缘,消毒 3 遍,待干。

10. 取下原有肝素帽,用 75%酒精棉球消毒连接器的螺旋头。

11. 用生理盐水预冲肝素帽,排尽肝素帽中的空气。

12. 用预充有 20 mL 生理盐水的注射器,脉冲式冲管并正压封管,连接新无菌肝素帽。

13. 贴好透明膜:将体外导管摆放成"S"形,贴膜以穿刺点为中心,覆盖全部体外部分导管,下面边缘固定到连接器的翼形部分的一半,排尽贴膜下空气,使贴膜、导管、皮肤三者合一。

14. 脱手套,用抗过敏胶布以蝶形交叉固定好连接器和肝素帽。在固定胶布上记录维护时间及责任人。

15. 洗手,取口罩,在维护手册上做好记录。

(三)结果标准

1. 患者/家属能够知晓护士告知的事项,对服务满意。

2. 操作过程规范,结果准确。

二十七、静脉输液港的维护技术

（一）工作目标

1. 保护穿刺点，避免污染，预防感染。
2. 保持导管的通畅，防止导管的堵塞。

（二）工作规范

1. 携用物至患者床旁，暴露输液港穿刺部位，检查穿刺部位，确认注射座的位置。

2. 用免洗消毒液洗手。

3. 打开换药包将无损伤针、纱布块、透明敷料、BD 10 mL 预冲液（或 0.9％生理盐水 20 mL）、肝素帽、无菌剪刀等物品放入无菌区。左手先戴无菌手套，右手持 75％酒精、1％碘伏分别倒入，右手再戴另一只手套。剪刀剪好纱布备用，将 BD 10 mL 预冲液（或 0.9％生理盐水 20 mL）连接无损伤针，排气，夹闭延长管。

4. 行皮肤消毒，用 75％酒精棉球以输液港注射座为中心，由内向外，顺时针、逆时针交替螺旋状消毒 3 遍，消毒直径 10～12 cm，再用 1％碘伏棉球重复以上步骤。等待完全干燥。

5. 更换无菌手套，铺孔巾。

6. 用非阻力手的拇指、食指、中指固定注射座，将输液港拱起，阻力手将无损伤针自三指中心垂直刺入，直达储液槽底部。

7. 穿刺后打开延长管卡，抽回血，确认针头是否在输液港内及导管是否通畅。用 BD 10 mL 预冲液（或 0.9％生理盐水 20 mL）以脉冲式冲管（正压封管），当管内液体剩 0.5～1 mL 时边推液体边撤出头皮针，夹闭延长管。

8. 连接肝素帽。

（三）结果标准

1. 患者/家属能够知晓护士告知的事项，对服务满意。
2. 操作过程规范。

二十八、呼吸机操作技术

（一）工作目标

1. 改善氧合状态。

2. 改善通气。

3. 减少呼吸功能。

（二）工作规范

1. 携功能正常的呼吸机至患者床旁，核对患者床号、姓名、住院号。

2. 呼吸机接电源和气体装置。

3. 气道连接：

鼻面罩：用于神志清醒且合作者或者短时间使用呼吸机者。

气管插管：用于昏迷及不能有效通气者。一般保留 72 h。经鼻低压气囊插管者可较长时间保留。

气管切开：用于长时间机械通气者。

4. 由医生根据病情调节好呼吸机的通气方式及各参数，调节各预置参数（呼吸频率、每分通气量、潮气量、呼吸时比、呼气压力、呼气末正压、供氧浓度等，确定报警界限和安全阀，调节湿化器温度和加热挡位）。

5. 用模拟肺与呼吸机连接进行试通气，观察呼吸机运转情况。

6. 确认运转正常后连接患者。

7. 观察患者两侧胸壁运动是否对称，听诊双肺呼吸音是否一致。检查通气效果。

8. 人工通气 30 min 后做血气分析检查，根据结果调节限定的通气参数。

9. 随时监测心率、心律、血压、血氧饱和度、潮气量、每分通气量、呼吸频率、气道压力等变化。

10. 整理用物，洗手，记录。

（三）结果标准

1. 患者/家属能够知晓护士告知的事项,对服务满意。
2. 操作过程规范。

二十九、心电图机操作技术

（一）工作目标

1. 用于观察和诊断各种心律失常、心肌病及冠状动脉供血情况。
2. 了解某些药物作用、电解质紊乱对心肌的影响。
3. 了解某些内分泌疾病对心肌的影响。

（二）工作规范

1. 连接电流线。
2. 连接地线(必要时)。
3. 接好各类导联电极:

红色 C1:第 4 肋间胸骨右端。

黄色 C2:第 4 肋间胸骨左端。

绿色 C3:C2 和 C4 之间。

褐色 C4:第 5 肋间锁骨中线上。

黑色 C5:和 C4 同样高度左腋前线上。

紫色 C6:和 C4 同样高度左腋中线上。

4. 按下电源开关。
5. 输入患者资料。
6. 按动"开始/停止"。
7. 关闭电源开关,撤出电极。

（三）结果标准

1. 患者/家属能够知晓护士告知的事项,对服务满意。

2. 操作过程规范,结果准确。

三十、血氧饱和度(SpO$_2$)监测技术

(一) 工作目标

监测患者机体组织缺氧状况。

(二) 工作规范

1. 确认传感器性能(将探头夹在自己手指上,确认 SpO$_2$ 正常数值处于96%～98%)。

2. 清洁指甲,把探头安装在患者左手食指上,指夹完全夹住左手食指末端,感应光源在甲床一侧。

3. 显示屏上出现"SpO$_2$ 为 90%"。

4. 大声说:"经皮血氧饱和度为 90%!"

5. 告知用语:为了随时观察您的监护情况,并报告医生,请您不要随意摘取这个指夹。

6. 设置报警界限。

7. 记录监护时间、参数、患者反应,并签名。

(三) 结果标准

1. 患者/家属能够知晓护士告知的事项,对服务满意。

2. 操作过程规范,结果准确。

三十一、非接触式电子体温计操作技术

（一）工作目标

监测患者体温,为病情变化提供依据。

（二）工作规范

1. 评估。

1）评估环境。

（1）患者周围的环境要稳定,不能在风扇、空调的出风口等气流较大的地方测试,不能在室外或者阳光强烈的地方使用该仪器。

（2）产品从与待测环境温度差异较大的地方取出使用时,应将仪器放置在使用环境下 5 min 以上再用。

2）评估患者。

（1）发热患者额头冷敷、发汗及采取其他降温措施后会使测量结果偏低,应避免在这种情况下测量。

（2）额头不能有汗水,不能有毛发遮挡等。

2. 实施。

（1）携用物至患者床旁,查对患者床号、姓名。如:3 床伯伯,您好,我是您的责任护士××,请问您叫什么名字? 核对患者腕带、床头卡上床号、姓名、住院号。

（2）向患者做好解释工作,消除患者的思想顾虑。如:××伯伯,现在我为您测量一下体温,我使用的是非接触式电子体温计,只需在您的额头眉心 3 cm 处用体温计测量,请您不要紧张。

> **备注**
>
> 　　1. 如果使用电子体温计测量的体温≥37 ℃,请使用水银体温计复测体温,并以水银体温计测得的体温值为依据。
> 　　2. 对病情危重、发热患者,请使用水银体温计测量体温。
> 　　3. 当屏幕上电池符号出现并闪动时说明电池电量不足,需要尽快更换电池。

（三）结果标准

1. 患者/家属能够知晓护士告知的事项,对服务满意。
2. 操作过程规范,结果准确。

三十二、电子血压计操作技术

（一）工作目标

1. 判断血压有无异常。
2. 动态监测血压变化,间接了解循环系统的功能状况。
3. 协助诊断,为预防、治疗、康复、护理提供依据。

（二）工作规范

1. 测量血压前,手臂上臂最好裸露出来。
2. 取坐位,手掌向上平伸,肘部位于心脏水平,上肢胳膊与身躯呈45°角,手放轻松勿握拳;将袖带平整地缠绕于上臂中部(不能缠在肘关节部)。袖带的下缘距肘窝1~2 cm。袖带卷扎的松紧以能够刚好插入一指为宜。缠得过紧,测得的血压偏低,而过松则偏高。袖带的胶管应放在肱动脉搏动点。
3. 按开始开关(注意事项:做几次深呼吸,等情绪稳定下来后再进行测量,在测量过程中,请勿移动身体或说话,否则有可能产生测量误差)。
4. 测量结束,臂套会自动恢复,请等到臂套恢复后再将手臂抽出。
5. 测血压需一次完成,若未完成则应松开袖带,休息2~3 min再重新测量;测血压的过程中如发现血压有异常,应等待一会儿再重测。两次测量的时间间隔不得少于3 min,且测量的部位、体位要一致。
6. 开始测量血压时,可双臂血压皆测量,如果双臂血压不同,通常左臂的血压值会略高于右臂,记录时应以高的测量数据为准。

（三）结果标准

1. 患者/家属能够知晓护士告知的事项,对服务满意。

2. 操作过程规范,结果准确。

三十三、有创血压监测技术

(一) 工作目标

1. 可连续监测收缩压、舒张压和平均动脉压,并将其数值及波形实时地显示在监护屏幕上,及时、准确地反映患者血压的动态变化。

2. 有助于判断体内血容量、心肌收缩力、外周血管阻力等的变化,及时指导临床治疗。

3. 所测得的血压数值较袖带间接测得的精确,尤其在用听诊器听不清楚血压数值时,仍可反映出血压的水平。

4. 通过动脉置管采集血标本,避免频繁穿刺给患者带来疼痛或血管损伤。

(二) 工作规范

1. 评估要点。
(1) 评估患者病情、体位、自理能力及合作程度。
(2) 评估动脉搏动情况及侧支循环情况。
2. 指导要点。
(1) 告知患者监测有创动脉血压的目的及注意事项,取得患者的配合。
(2) 指导患者保护动脉穿刺部位,防止导管移动或脱出。
3. 实施过程。
(1) 核对患者身份:携用物至患者床旁,核对患者腕带或核对患者床号、姓名。
(2) 准备。
①连接装置:将压力传感器与肝素生理盐水相连并排尽空气,通过三通管与动脉置管相连。
②患者准备:患者取平卧位,将压力传感器置于患者腋中线第 4 肋间水平。
(3) 测压处理。
①正确校对监护仪上的零点,转动三通开关,使压力传感器与大气相通,按下零

点校正键,校零成功后,再转动三通管,使压力传感器与大气隔绝而与动脉相通。

②开始测血压,连续显示所测收缩压、舒张压和平均动脉压的数值与波形。

(三)结果标准

1. 患者/家属能够知晓护士告知的事项,对服务满意。

2. 操作过程规范,结果准确。

三十四、中心静脉压监测技术

(一)工作目标

中心静脉压(CVP)可反映体内血容量、静脉回心血量、右心室充盈压力或右心功能的变化,可指导补充血容量、补充液体及利尿剂的应用。

(二)工作规范

1. 评估要点。

(1)评估患者病情、合作程度。

(2)评估中心静脉置管通畅情况。

2. 指导要点。

向患者及其家属告知操作目的、注意事项,以取得其配合。

3. 实施过程。

(1)核实患者身份:携用物至患者床旁,核对患者腕带或核对患者床号、姓名。

(2)协助患者取舒适体位。

(3)安装监测装置。

①将生理盐水与密闭式输液器相连,排尽管道内空气。

②将测压标尺固定在输液架上,并将测压管卡入测压标尺中。

③三通管的近端和远端分别与中心静脉导管和测压管相连,三通管的侧端接密闭式输液器导管。

（4）定位：用零点测量器定位，使测压标尺的零点与患者的右心房在同一水平线上，即相当于腋中线第 4 肋间水平。

（5）测压。

①转动三通管，关闭中心静脉端，将生理盐水快速滴入测压管内，转动三通管使测压管与中心静脉相通，即可测压。

②当测压管中的液面下降至有轻微波动而不再下降时，测压管上的数字即为中心静脉压的数值。

（三）结果标准

1．患者/家属能够知晓护士告知的事项，对服务满意。

2．操作过程规范，结果准确。

三十五、血液透析机操作技术

（一）工作目标

1．对肾脏起到替代作用。

2．清除体内多余的水分。

3．调节体内电解质平衡。

4．排除体内毒素。

（二）工作规范

1．准备开始透析。

（1）确认电源已连接并开启，按压电源键 3 s，启动机器。

（2）FCH 变"F.Ch"后，"连接透析液"的提示出现再连接浓缩透析液。

（3）当预冲键亮起，正确连接透析器和血路管。注意：必须连接静脉压力传感器并打开传感器夹，动脉端连接预冲液，静脉端连接废液袋，准备预冲。操作员设置预冲超滤率、血泵速度，按压闪烁的血泵键，启动血泵开始预冲。

（4）在预冲过程中会出现关注灯：提示做高静脉压检测，如果在预冲过程中静脉压高于 50 mmHg，关注灯会自动消失，当预冲完毕，如果关注灯没有消失，手动做高静脉压检测，确认高静脉压检测程序完成后，关注灯消失，调整透析器方向，设置治疗参数。

（5）选择"连接患者"，检查血路管和透析器。

（6）按标准程序将血路管连接到患者血管通路，启动血泵，血泵将以预设速度（默认 100 mL/min）将血液引出。当预冲探测器探测到血液时，血液流程图上的血液红线将亮起，治疗开始，治疗时间开始倒计时。

（7）调整血泵到适合患者的速度。

2. 结束治疗。

（1）当时间显示屏上显示的时间为"0:00"时，关注灯亮起并报警，按压关注灯，将出现提示"按压确认键确认"，并按闪烁的时间键确认治疗结束。回血键亮起，选择"回血"并确认后，血泵自动停止。

（2）将血路动脉端与患者血管通路分离，连接到已准备好的回血溶液中，启动血泵。

（3）回血完成后，血泵停止，选择"断开患者连接"并确认。

（4）将血路管与患者分离，治疗结束。

（5）依照提示将快速接头接回机器，还原 A 液和 B 液管，消毒键闪烁，开始选择消毒程序或关机。

（三）结果标准

1. 患者/家属能够知晓护士告知的事项，对服务满意。

2. 操作过程规范，结果准确。

三十六、CRRT 操作技术

（一）工作目标

1. 维持水、电解质、酸、碱和溶质的平衡。

2. 防止肾脏进一步损伤。

3. 支持有利于肾功能恢复的各种条件,促进肾脏的恢复(如急性肾功能衰竭)。

4. 为其他支持疗法创造条件。

(二) 工作规范

1. 将电源线插入插座,启动控制单元,进行初始化测试,检查红色、黄色和绿色指示灯是否点亮以及控制单元是否发出了"哔哔"声。

2. 选择患者画面出现后,选择新患者:在输入患者信息的画面上按"继续",确认新患者选择。检查选择疗法画面上的 SCUF、CWH、CWHD、CWHDF 软件是否可用。选择 CWHDF 疗法。

3. 根据屏幕指示安装。用盐水溶液取代预冲液、透析液、PBP 和置换溶液。预冲过程中控制单元将进行多项自检。

4. 将患者液体损伤或增加过量设置为 140 mL/3 h,然后按下"确认"键接受该限制。

5. 设置下列流速并按"输入"。

①血液:100 mL/min。

②PB(血液泵前)溶液:1000 mL/h。

③透析液:1000 mL/h。

④置换溶液:1000 mL/h。

⑤患者脱水量:200 mL/h。

⑥注射器:以 0 mL/h 连续输注。

6. 检查流速画面出现后,核实上述流速并按"继续"。连续画面出现后,将输入和回输管路放入一容器水内:按下"开始"键进入运行模式。记录控制单元进入运行模式的时间(小时和分钟)。

注:由于安装测试是在水中进行的,因此控制单元进入运行模式后,可能会因无法检测到回输管路而报警,出现该报警时,按下"忽略"键,继续测试。该报警不会影响安装测试结果。

7. 使控制单元运行 15 min,在此期间,由状态画面按"历史记录"。主历史记录画面出现,显示标题为"最后 1/0 周期"。

8. 15 min 后,再次进入主历史记录画面。画面出现后,按"更改周期",查看"历史事件周期"视图。利用"箭头"将历史开始时间设置为控制单元进入运行模式的时间(小时和分钟),将历史结束时间设置为历史开始时间后 15 min。检查患者脱水量读数是否为(50±5) mL。

9. 将夹子夹在配套底盘的血压输入管（红色）上。系统会发出警告：输入压力极端负值报警。核实红色状态灯是否连续点亮及可听到的报警声是不是急促的哔哔声。

10. 松开血液输入管并按下警告画面上的"继续"，检查报警是否清除（绿色状态灯点亮）。

11. 按"停止"，然后按"结束治疗"，并根据指示操作。

（三）结果标准

1. 患者/家属能够知晓护士告知的事项，对服务满意。

2. 操作过程规范。

三十七、自体血回输机操作技术

（一）工作目标

1. 补充血容量。

2. 增加血红蛋白，促进携氧功能。

3. 供给血小板和各种凝血因子，有助于止血。

4. 输入抗体、补体，增强机体免疫力。

5. 补充白蛋白，维持胶体渗透压，减轻组织渗出和水肿。

6. 节约库血，避免因输血而发生的传染性疾病及过敏反应。

（二）工作规范

1. 安装储血罐。

把储血罐与小管连接好后放入卡槽内，连接好负压及吸引管（打入台上），使用前关闭储血罐下方的卡扣开关，打入台上的吸引管一头连接肝素盐水（肝素2支，盐水500 mL），吸入100～200 mL润管，防止血液凝固。台上可先开始吸引血液，台下再进行下一步操作。

2. 安装废液袋、离心杯、所有管路，并打开所有管路上的卡扣。

3. 当血液收集到 800 mL 时,插好电源,打开开关开始程序后按"继续",系统开始自检,自检完成后进入手动操作界面。

4. 用手动操作

(1) 按"进血",滴入 0.9% 生理盐水 300 mL 进行预冲。第一次清洗可将清洗量调整为 1300 mL ,第二次及以后进血 1000 mL 即可。

(2) 当屏幕下方显示"检测到有血层"时,即可按"清洗"进行清洗。

(3) 清洗结束后,按"清空",回收血液进入成品血袋中。

(三) 结果标准

1. 患者/家属能够知晓护士告知的事项,对服务满意。

2. 操作过程规范。

三十八、胰岛素泵使用护理操作技术

(一) 工作目标

模拟人体胰腺分泌功能,全面有效地降低高血糖水平,从而达到控制糖尿病的目的。

(二) 工作规范

1. 核对床号、姓名、住院号,评估该患者,解释上泵的目的,取得患者的配合。

2. 洗手、戴口罩,备齐用物。

3. 正确安装胰岛素泵及各个部件。根据医嘱调节基础率或餐前大剂量,排尽输注导管内的空气。

4. 携用物至患者床旁,取肚脐周围 5 cm 以外不影响穿衣服的部位,用酒精消毒,待干。

5. 将输注针头刺入消毒部位皮下,用无菌贴膜固定。

6. 检查胰岛素泵是否正常工作。

7. 将胰岛素泵妥善固定。

8. 向患者讲解带泵治疗期间的注意事项。

9. 整理床单位及用物,询问患者需要。

10. 处理用物,洗手,取口罩,记录。

(三) 结果标准

1. 患者/家属能够知晓护士告知的事项,对服务满意。

2. 操作过程规范。

三十九、应用留置针行葡萄糖耐量试验操作技术

(一) 工作目标

应用留置针建立静脉通道,静脉采集血标本,减少患者因葡萄糖耐量试验需反复穿刺采血的痛苦。

(二) 工作规范

1. 操作前的用物准备:用物包括 18 G 或 20 G 的 Y 形留置针,无菌透明敷贴,5 mL 及 20 mL 注射器,采血针,干燥试管,0.9％生理盐水。

2. 操作前告知患者留置针穿刺采血的作用、注意事项。

3. 评估患者穿刺部位的皮肤及血管情况,一般选择相对粗直、有弹性、血流丰富、无静脉瓣、避开关节且易于固定的静脉,以贵要静脉、肘正中静脉为最佳。依据患者的年龄、静脉情况选择不同型号的留置针。

4. 置管方法:患者空腹状态取坐位或卧位,选好静脉,在穿刺点上方 10 cm 处扎止血带,常规消毒皮肤,待干,手持留置针与皮肤呈 15°～30°角,沿血管正中或侧面刺入皮肤,缓慢刺入血管,见回血后,降低穿刺角度,以 15°再沿血管前行 1～2 mm,此时针芯应停止向前移动,以免刺破血管,松开止血带,一手固定针芯柄,另一手拇指、食指捏住针翼,将外套管沿血管走行缓慢向前推至根部(0.5 cm),拔出针芯,用无菌透明敷贴固定。

5. 采血方法:消毒肝素帽,将采血针直接刺入肝素帽,抽取 3 mL 血液送检;空腹

抽糖后,指导患者口服 50% 葡萄糖 150 mL,5 min 内服完,分别于服糖后 0.5 h、1 h、2 h、3 h 采血。除首次外,留置针每次于采血前,先用 5 mL 注射器抽取血液 1 mL(即封管液,抽取血液时以针头斜面刚刚刺入肝素帽为宜),之后再用采血针抽取血标本 3 mL 送检。每次抽完血后用 3～5 mL 生理盐水封管。

6. 封管方法:采用脉冲正压封管的方法,使其充满整个管腔及肝素帽。

7. 告知患者在整个试验过程中,避免置管侧肢体过度活动,置管期间注意穿刺部位清洁、干燥等,注意观察穿刺部位有无血肿、静脉炎、感染等并发症。

(三)结果标准

1. 患者/家属能够知晓护士告知的事项,对服务满意。

2. 操作过程规范,结果准确。

四十、无痛过敏皮试仪操作技术

(一)工作目标

遵医嘱为患者进行无痛皮试,确保患者安全,减少患者痛苦。

(二)工作规范

1. 遵循查对制度、安全给药原则。

2. 皮试液要现配现用,剂量准确。

3. 备好相应的抢救药物,使设备处于备用状态。

4. 告知患者做好准备,评估患者的病情、过敏史、用药史以及皮试位置皮肤情况。

5. 告知患者及家属药物名称及注意事项,取得患者及家属的配合。

6. 告知患者及家属皮试开始 5 min 内不要离开病房,不要按揉皮试部位,电极片要充分和皮肤贴合,不要挪动电极片。

7. 密切观察病情,及时处理各种过敏反应。

8. 正确判断皮试结果,对皮试阳性者,应在病历、床头或腕带上标记,并将结果告知医生、患者及家属。

（三）结果标准

1. 患者/家属能够知晓护士告知的事项,对服务满意。
2. 操作过程规范,结果准确。

四十一、振动排痰机使用护理操作技术

（一）工作目标

利用机械低频振动力使呼吸道内分泌物(痰液)松动液化,使呼吸道深部的痰液能有效咳出。

（二）工作规范

1. 核对床号、姓名、住院号,评估患者生命体征及身体状况:病情、年龄、意识、活动是否受限、自理程度、有无禁忌证、背部皮肤情况。

2. 向患者解释振动排痰的目的、方法、注意事项、配合要点,取得患者的合作。

3. 环境准备:关闭门窗,温度适宜,拉起隔帘,保护患者隐私。

4. 洗手,戴口罩,备齐用物。

5. 护士携用物至患者床旁,再次核对,评估患者。

6. 连接电源,将叩击头罩套于叩击头上,悬挂备用。

7. 协助患者背向护士侧卧,暴露背部。打开振动排痰机开关,滑过暂停位置直至所要求的速度设定处。建议最初设定为25(通常设定范围为15～30)。旋转定时控制旋钮,直至所要求的时间设定值。建议每次治疗时间以 10～20 min 为宜。

8. 治疗时沿患者肋缘自下往上移动,操作时注意,叩击头与患者肋缘充分紧密贴合。

9. 每一位置持续振动 1～2 min,之后叩击头上移继续持续振动。

10. 在振动排痰治疗的过程中,护士注意观察患者的生命体征,倾听患者不适主诉。排痰结束,关闭排痰机,拔掉电源。

11. 整理床单位。

12. 洗手,取口罩,记录。

13. 治疗结束后 5～10 min,协助患者咳痰。

14. 巡视病房,观察患者病情。

(三) 结果标准

1. 患者/家属能够知晓护士告知的事项,对服务满意。

2. 操作过程规范,结果准确。

四十二、实时动态血糖监测技术

(一) 工作目标

遵医嘱正确使用实时动态胰岛素泵系统,为诊断和治疗提供依据。

(二) 工作规范

1. 遵循查对制度,符合无菌技术、标准预防、安全给药的原则。

2. 告知患者,做好准备。评估患者生命体征、年龄、病情等及胰岛素的作用和注意事项、患者的配合程度、输注通路的通畅及探头植入情况。

3. 告知患者使用胰岛素泵的目的、注意事项及使用过程中不可自行调节。

4. 按医嘱设置胰岛素泵的剂量,妥善固定胰岛素泵及监测探头。

5. 按时查看胰岛素泵的运行情况,处理各种故障报警。

6. 观察患者注射部位及探头植入皮肤的情况,观察使用胰岛素泵后的效果及不良反应,发生异常情况及时和医生进行沟通并处理。

(三) 结果标准

1. 患者/家属能够知晓护士告知的事项,对服务满意。

2. 操作过程规范,结果准确。

四十三、核素自动分装仪操作技术

（一）工作目标

正确分装药物和服药。

（二）工作规范

1. 接通电源，开机后进入程序进行仪器预热。
2. 预热后查看仪器各项参数，确认仪器运行正常。
3. 录入核素使用患者相关信息，确认核素剂量。
4. 核对患者相关信息，交代患者在取药处取药及服药的注意事项。
5. 呼叫患者在取药处等候，确认无误后开始药物自动分装程序。
6. 药物分装完毕后观察并监督患者取药及服药过程。
7. 治疗结束后退出药物分装界面。
8. 关机并断开电源，完成每日工作后仪器清洁工作。

（三）结果标准

1. 患者/家属能够知晓护士告知的事项，对服务满意。
2. 护士操作规范。

四十四、空气加压氧舱操作技术

（一）工作目标

正确指导患者完成治疗。

（二）工作规范

1. 开舱前准备。

（1）每次开舱前检查氧舱各系统是否处于完好工作状态。

（2）检查压缩空气气源，储量满足治疗的需要，并打开供气阀。

（3）检查氧气气源，并打开氧气气源阀门，供氧压力应高于舱压。

（4）检查操作台上各加减压和供排氧阀门是否关闭。

（5）打开操作台上的总电源开关，接通所需使用的各种仪器、仪表电源，开启舱内照明开关。

（6）检查患者吸氧装置连接是否正确，指导患者正确的吸氧方法并试吸氧。

（7）检查并关闭递物筒内、外盖，关闭内、外盖上的平衡阀。

（8）如有雾化吸氧装置，应调试安装好雾化药物瓶。

（9）对入舱人员进行安全检查。

（10）宣教进舱须知。

（11）多人舱操作人员不得少于 2 人。

（12）氧舱运行期间，注意观察仪器、仪表和舱内情况，不得脱岗。工作期间严禁做一切与工作无关的事情。

2. 氧舱工作过程。

1）加压阶段。

（1）加压前通知舱内人员准备加压并告知加压注意事项（包括耳咽管调压、引流管、输液、气管插管/套管的气囊管理及生命体征观察等）。应严格掌握加压速度，加压初始阶段应缓慢加压，在表压为 $0.1\sim0.15$ MPa 时，总加压时间不得少于 15 min。

（2）加压过程中，应经常询问舱内人员的感觉及中耳调压情况，如舱内人员反映耳闷、耳痛不适时，应减慢加压速度或暂停加压或适当减压，嘱患者反复做中耳调压，如上述措施不能解决耳部疼痛，则考虑减压出舱，并通知医生做好对症处理。

（3）注意调节舱内温度。

2）稳压阶段。

（1）舱内压力加至治疗压力后，打开操纵台上的供氧阀和雾化吸氧控制阀，通知患者戴好面罩开始吸氧。供氧压力宜保持在 $0.5\sim0.6$ MPa 范围内，同时打开操作台上的排氧阀。保持舱压稳定，如有升高或降低时，应及时排气或补气。

（2）密切注意舱内氧气浓度，空气加压氧舱内氧气浓度必须严格控制在 23% 以下。如氧气浓度增高过快应立即查明原因并排除，同时舱内应通风换气。

3）减压阶段。

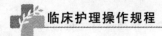

（1）通知舱内人员准备减压并告知减压注意事项（包括耳咽管调压、引流管、输液、气管插管/套管的气囊管理及生命体征观察等），摘掉吸氧装置，严格按规定的减压方案操作，表压≥0.12 MPa，总减压时间不少于 30 min。减压阶段应严格监测舱内氧气浓度。

（2）减压期间要求舱内人员保持安静，不要站立、走动或活动躯体，注意保暖。

（3）注意调节舱内温度。

4）减压出舱后。

（1）患者出舱后，对舱内进行常规的检查、清理和消毒，关闭操作台电源及各种阀门，手操器旋钮复位归零。

（2）关闭氧气气源。

（3）将操作记录等填写完整。

（三）结果标准

1. 患者/家属能够知晓护士告知的事项，对服务满意。

2. 护士操作规范。

四十五、艾 条 灸 法

（一）工作目标

1. 遵医嘱进行治疗，解除或缓解各种虚寒性病证，如胃脘痛、泄泻、风寒痹痛、疮疡久溃不敛、月经不调等临床症状。

2. 预防疾病，保健强身。

（二）工作规范

1. 备齐用物携至床旁，做好解释，再次核对。

2. 取合适体位，暴露施灸部位，冬季注意保暖。

3. 根据病情或医嘱，实施相应的灸法。

（1）温和灸：点燃艾条，将点燃的一端，在距离施灸穴位皮肤 3 cm 左右处进行熏灸,以局部有温热感而无灼痛为宜。一般每处灸 5~7 min,至局部皮肤红晕为度。

(2)雀啄灸:将艾条点燃的一端,在距离施灸部位 2~5 cm,如同鸟雀啄食般,一上一下不停地移动,反复熏灸,每处 5 min 左右。

(3)回旋灸:将艾条点燃的一端,在距施灸部位 3 cm 左右,左右来回旋转移动,进行反复熏灸,一般可灸 20~30 min。

4. 施灸过程中,随时询问患者有无灼痛感,及时调整距离,防止烧伤。观察病情变化及有无因体位不适引起的机体痛苦;了解患者的生理、心理感受。

5. 施灸过程中应及时将艾灰弹入弯盘,防止烧伤皮肤及烧坏衣物。

6. 施灸完毕,立即将艾条插入小口瓶,熄灭艾火。清洁局部皮肤后,协助患者穿衣,安置舒适卧位,酌情开窗通风。

7. 清理用物,归还原处,洗手,记录并签名。

(三) 结果标准

1. 患者/家属能够知晓护士告知的事项,对服务满意。

2. 护士操作规范。

四十六、拔　罐　法

(一) 工作目标

1. 缓解风寒湿痹所致的腰背酸痛、虚寒性咳喘等症状。

2. 用于疮疡及毒蛇咬伤的急救排毒等。

(二) 工作规范

1. 核对医嘱,评估患者。

2. 洗手,戴口罩。

3. 携用物至患者床旁,再次核对、解释。

4. 协助患者取舒适体位,暴露拔罐部位,注意保暖。

5. 根据不同的部位,选择合适的火罐,并检查罐口边缘是否光滑。

6. 根据医嘱采用不同的拔罐方法。常用的有留罐法、走罐法、闪罐法、刺血拔罐法及留针拔罐法。

(1)留罐法:用止血钳夹住酒精棉球,点燃后在罐内中段绕1~2圈后(切勿将罐口烧热以免烫伤皮肤)迅速退出,留罐5~10 min,留罐过程中,要随时观察火罐吸附情况及皮肤颜色。

(2)走罐法:拔罐时,先在所拔部位的皮肤和罐口上涂一层润滑剂(凡士林等),再将罐拔住,然后用右手握罐,向上下或左右需要拔的部位往返推动,至所拔部位的皮肤红润充血,将罐取下。

(3)闪罐法:将罐拔住后,立即取下,如此反复地拔住取下,以皮肤出现潮红、充血或瘀血为度。

(4)刺血拔罐法:将应拔部位的皮肤消毒,用三棱针叩打后,再将火罐吸拔于点刺部位,使之出血,以加强刺血治疗的作用,一般刺血后留罐10~15 min。

(5)留针拔罐法:在针刺留针时,将罐拔在以针为中心的部位上5~10 min,待皮肤红润、充血或瘀血时,将罐取下,然后将针取出。

7. 操作完毕,协助穿衣,安置舒适体位,询问患者需要,整理床单位。

8. 清理用物。

9. 洗手,取口罩。

10. 记录(火罐的数量、部位、患者的反应情况等)。

11. 巡视,观察火罐的吸附情况和皮肤颜色。

12. 起罐。

(1)洗手,戴口罩。

(2)携拔罐盘至患者床旁,再次核对解释。

(3)观察拔罐部位皮肤反应情况,一手扶住罐体,一手取清洁纱布一块,轻压罐口处皮肤,待空气进入罐内即可取罐。

(4)用清洁纱布清洁拔罐部位,再清洁罐口,核对火罐的数量。

(5)协助患者穿衣,取舒适体位,整理床单位,询问患者需要。

(6)分类处理用物。

(7)洗手,取口罩。

(8)记录。

(三)结果标准

1. 患者/家属能够知晓护士告知的事项,对服务满意。

2. 护士操作规范。

四十七、敷 药 法

(一) 工作目标

将特制药物作用于局部,达到通经活络、清热解毒、活血化瘀、消肿止痛的目的。

(二) 工作规范

1. 核对医嘱,备齐用物,携至床旁,做好解释。

2. 协助患者取合适体位,暴露敷药部位,注意保暖。

3. 遵医嘱取准备好的药物,根据敷药面积,用取药板将所需药物均匀地平摊到棉垫上,厚薄适中。

4. 将平摊好药物的棉垫四周反折后敷于患处,以免药物受热溢出而污染衣被。加盖敷料以胶布或绷带固定,松紧适宜。

5. 敷药完毕,协助患者穿衣,安置舒适的体位,整理床单位。

6. 清理物品,做好记录并签字。

(三) 结果标准

1. 患者/家属能够知晓护士告知的事项,对服务满意。

2. 护士操作规范。

四十八、刮 痧 法

(一) 工作目标

缓解或解除外感时高热头痛、恶心呕吐、腹痛腹泻等症状。

（二）工作规范

1. 备齐用物携至床旁,做好解释,再次核对。

2. 协助患者取舒适体位,暴露刮痧部位,冬季注意保暖。

3. 根据病情或医嘱,确定刮痧部位。常用部位有头颈部、背部、胸部及四肢。

4. 检查刮具边缘是否光滑、有无缺损,以免划破皮肤。

5. 手持刮具,蘸水或药液,在选定的部位,从上至下刮擦皮肤,要向单一方向,不要来回刮。用力要均匀,禁用暴力。

6. 如刮背部,应在脊椎两侧沿肋间隙呈弧线由内向外刮,每次刮 8~10 条,每条长 6~15 cm。

7. 刮动数次后,当刮具干涩时需及时蘸湿再刮,直至皮下呈现红色或紫红色为度,一般每个部位刮 20 次左右。

8. 刮治过程中,随时询问患者有无不适,观察病情及局部皮肤颜色变化,及时调节手法的力度。

9. 刮痧完毕,清洁局部皮肤后,协助患者穿衣,安置舒适卧位。

10. 清理用物,归还原处,洗手,记录。

（三）结果标准

1. 患者/家属能够知晓护士告知的事项,对服务满意。

2. 护士操作规范。

四十九、熏　洗　法

（一）工作目标

1. 缓解患者的关节疼痛、肿胀、屈伸不利、皮肤瘙痒等症状。

2. 减轻眼科疾病引起的眼结膜红肿、痒痛、糜烂等症状;促进肛肠疾病的伤口愈合,缓解会阴部瘙痒等症状。

（二）工作规范

1. 备齐用物携至床旁，做好解释，再次核对医嘱。

2. 根据熏洗部位安排患者体位，暴露熏洗部位，必要时用屏风遮挡，冬季注意保暖。

3. 眼部熏洗时，将煎好的药液趁热倒入治疗碗，眼部对准碗口进行熏腾，并用纱布蘸洗眼部，稍凉即换，每次 15～30 min。

4. 四肢熏洗时，将药物趁热倒入盆内，患肢架于盆上，用浴巾或布单围盖后熏腾。待温度适宜时，将患肢浸泡于药液中。

5. 坐浴时，将药液趁热倒入盆内，上放带孔木盖，协助患者脱去内裤，坐在木盖上熏腾。待药液不烫时，拿掉木盖，坐入盆中泡洗。药液偏凉时，应更换药液，每次熏洗 15～20 min。

6. 熏洗过程中，密切观察患者的反应，了解其生理及心理感受。若感到不适，应立即停止，协助患者卧床休息。

7. 熏洗完毕，清洁局部皮肤，协助穿衣，安置舒适卧位。

8. 清理用物，归还原处，洗手，记录。

（三）结果标准

1. 患者/家属能够知晓护士告知的事项，对服务满意。
2. 护士操作规范。

五十、湿　敷　法

（一）工作目标

减轻局部肿胀、疼痛、瘙痒等症状。

（二）工作规范

1. 备齐用物，携至床旁，做好解释，再次核对医嘱。

2. 取合适体位,冬季注意保暖。暴露湿敷部位,下垫橡皮单、中单,局部涂以凡士林(眼部勿涂凡士林)。

3. 将温度适宜的药液倒入容器内,将敷布放于药液中浸湿,用无菌镊子拧干、抖开折叠后敷于患处。

4. 每隔5~10 min以无菌镊子夹纱布浸药后淋药液于敷布上,保持湿润及温度,每次湿敷30~60 min。

5. 擦干局部药液,取下弯盘、中单、橡皮单,协助患者穿好衣裤,整理床单位。

6. 整理用物,归还原处,洗手,记录。

(三)结果标准

1. 患者/家属能够知晓护士告知的事项,对服务满意。
2. 护士操作规范。

五十一、穴位贴敷法

(一)工作目标

达到内病外治的作用。

(二)工作规范

1. 核对床号、姓名、诊断、医嘱,解释此次操作的目的、方法、所需时间及注意事项,取得患者配合。

2. 根据所贴穴位,为患者取适当的体位、关闭门窗。

3. 备齐用物,携至床旁,核对患者身份和医嘱。

4. 协助患者取适当体位,充分暴露贴敷部位、选好穴位、注意保暖。

5. 再次核对,明确贴敷穴位。

6. 洗手,消毒皮肤,待干。用油膏刀或小木棍将药物均匀地摊在穴位贴敷贴中间,薄厚适中,再将穴位贴贴于穴位上。

7. 贴敷过程中观察有无渗漏、滑脱、局部皮肤皮疹等现象,并询问有无不适,交代注意事项。

8. 操作完毕,协助患者穿衣,安置舒适体位,整理床单位。

9. 整理用物,洗手,记录。

(三) 结果标准

1. 患者/家属能够知晓护士告知的事项,对服务满意。

2. 护士操作规范。

五十二、穴位按摩法

(一) 工作目标

1. 缓解各种急慢性疾病的临床症状。

2. 通过穴位按摩,达到保健强身的目的。

(二) 工作规范

1. 遵医嘱进行穴位按摩。

2. 进行腰腹部按摩时,嘱患者先排空膀胱。

3. 安排合适体位,必要时协助松开衣服,注意保暖。

4. 根据患者的症状、发病部位、年龄及耐受性,选用适宜的手法和刺激强度,进行按摩。

5. 操作过程中观察患者对手法的反应,若有不适,应及时调整手法或停止操作,以防发生意外。

6. 操作后协助患者穿衣,安排舒适卧位,做好记录并签字。

(三) 结果标准

1. 患者/家属能够知晓护士告知的事项,对服务满意。

2. 护士操作规范。

第四章 护士礼仪和服务规范

一、在医院推广护士礼仪和服务规范的重要意义

2010 年,卫生部(现更名为国家卫生和计划生育委员会)在全国范围内开展了优质护理服务示范工程活动,为了推进此项活动,护士的礼仪规范建设极其重要。与其他服务行业相比,护士是专业技术性服务阶层,在服务礼仪中更需要体现职业素养,尤其是言谈、举止更应符合护士社会角色要求,对于提高服务质量,优化护士整体形象有深远的影响。

患者到医院就诊,接触的首先是门诊分诊护士或导医护士,同时在以后的系列医疗活动中,也离不开护士。护士端庄的仪表和风度,可以给人以亲切和信赖感,不但可以使患者一进医院就产生安全感和舒适感,同时,它还显示了医院的精神风貌。因此,在医院工作中,应特别强调护士的仪表和风度。

护士的仪表和风度是护士内心世界的外在表现,是自我情感的表露,也是与患者传递信息的方式。护士的每一个有意识或无意识的动作,甚至护士的服饰、打扮都在给患者传递着某些信息和意念。护士的仪表和风度对患者有着暗示作用,如一个亲切、和蔼的微笑,可以使患者得到安慰,使患者安心治疗;一个拍患者肩膀的鼓励动作,可以增强患者战胜疾病的信心;一个严肃持重的表情,可以使患者感受到自己受重视的程度。护士的仪表和风度起着与患者沟通的媒介作用。护士整洁的外表,热情、和蔼、诚恳的态度,文明、规范的语言,熟练而轻柔的动作,可以缩短与患者的距离,使患者愿意配合护士,并和护士交朋友。

总之,护士的仪表和风度在医院工作中起着举足轻重的作用。因此,护士要特别注意对自己形象的塑造,重视自己仪表和风度的训练与培养以及不良行为的矫正,全

面提高自身的素质。

二、优质护理服务的概念、内涵和目标

(一) 优质护理服务的概念

优质护理服务是指以患者为中心,强化基础护理,全面落实护理责任制,深化护理专业内涵,整体提升护理服务水平。"以患者为中心"是指在思想理念和医疗行为上,处处为患者着想,一切活动都要把患者放在首位;紧紧围绕患者的需求,提高服务质量,控制服务成本,制订措施,简化工作流程。为患者提供"优质、高效、低耗、满意、放心"的医疗服务。

(二) 优质护理服务的内涵

1. 实施责任制整体护理。
2. 满足患者基本生活的需要。
3. 保障患者的安全。
4. 保持患者躯体的舒适。
5. 协助平衡患者心理。
6. 取得患者家庭和社会的协调和支持。
7. 用优质的护理来提升患者与社会的满意度。

(三) 优质护理服务的目标

优质护理服务的目标即患者满意、社会满意、政府满意。具体如下。
1. 住院患者对护理工作满意度≥98%。
2. 护理措施落实率≥95%。
3. 健康教育指导率达100%,健康教育知晓率≥90%。
4. 患者、家属对责任护士知晓率达100%。
5. 优质护理服务病房覆盖率达100%。

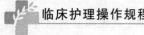

三、护理服务的理念

（一）护理部护理的理念

1. 我们坚信:护理人员以诚信的服务,尽一切力量,与医生、家属共同完成患者的护理工作,使患者高度满意并早日康复。

2. 我们相信:护理人员运用自己的才智为患者提供"以人为本"的系统化的整体护理。

3. 我们相信:整洁、安静、安全、舒适、温馨的环境是促进患者康复的条件。

4. 我们相信:护理人员必须具备良好的职业道德、熟练的专业技能及心理学、社会学知识,为患者提供高品质的服务。

5. 我们相信:通过护士的在职教育与培训,达到更高的护理水平,以提供更好的护理服务。

（二）病区护理的理念

1. 我们相信,诚信是建立良好护患关系的基础,尊重是人文关怀的重要体现。

2. 患者是护理的中心,我们要尽最大努力满足患者的需要。

3. 人是生理、心理、社会、精神、文化的统一体,护理工作应以护理程序为基础。

4. 整洁、安静、安全、舒适、温馨的环境是患者康复的重要条件。

5. 护士与患者家属和其他工作人员的沟通与合作是患者康复的重要因素。

6. 具有良好的职业道德、熟练的操作技能、全面的专业知识是护士为患者提供优质服务的保证。

7. 不断学习,才能提高本病区的护理服务水平。

护理服务要有目标,全体护理人员必须为之努力。

四、护士的语言文明规范

（一）护患沟通的语言要求

护患沟通时，语言是医护人员与患者及家属交流的重要工具，医护人员的语言有时会兼有致病或治病的作用，亲切、诚恳的语言是心理治疗与护理的重要手段，而粗鲁、责备的语言则可能导致患者病情加重。在临床实践中，医护人员首先应严格遵守语言文明规范，其次还应特别注意与患者谈话该怎么说、何时说。

常用护患沟通语言可分为以下几种。

1. 安慰性语言：患者由于疾病的原因，往往精神负担较重，迫切希望医护人员解除病痛，同时还希望在治疗疾病的过程中得到医护人员的安慰。此时，医护人员若用安慰性语言，可体现出对患者的亲切关怀。

2. 解释性语言：当患者提出各种问题时，医护人员要根据不同患者的职业、文化程度、性格等，针对具体情况并掌握好时间与场合，耐心做恰如其分的解释，并留出时间让患者提问，使患者相信对其疾病的诊断和治疗是有效的、正确的。避免对病情做模棱两可的解释，防止引起患者的猜疑。

3. 鼓励性语言：这种语言对神志清楚的危重患者和患顽固性疾病的患者尤为重要。如对患者说："今天您的气色好多了"，会激发患者战胜疾病的信心；患者临上手术台时，会十分恐惧，此时医护人员若轻声说："别怕，手术会很顺利的"等，能驱散患者心头的阴云和恐惧。

4. 告知性语言：医护人员应该告知患者疾病的有关情况、诊断及预后，与疾病发展有关的注意事项，加强对患者的健康教育，使患者更加主动地、有效地参与医疗决定和实施。

5. 在进行护患沟通时，应注意加强"六谈话"：

（1）入院时谈话，讲住院规则、注意事项，介绍病房环境、治疗、探视时间，医生对患者谈初诊意见、检查和治疗计划等，给患者一个安慰。

（2）实施各种手术前、后谈话，讲为什么做，手术的方式及患者如何配合，术前应做哪些准备，术后的注意事项，功能锻炼的时间和方法如何等。

（3）实施各种有创检查治疗前谈话，讲为什么做，患者应如何配合，有何痛苦不适，有何种并发症及防范措施等。

（4）病情变化时及时谈话，谈疾病的发生、发展及转归过程，消除患者的顾虑和疑问。

（5）患者对医护工作有意见时及时谈话，解决患者的问题，以免积怨加深，引发纠纷。

（6）患者出院时谈话，讲康复指导、治疗计划、注意事项。

（二）公共文明用语

（1）您好！

（2）请！

（3）请进。

（4）请坐。

（5）请稍候。

（6）您需要帮助吗？

（7）对不起。

（8）不客气。

（9）请您配合一下！

（10）您提的意见很好，我们会认真改进的。

（11）谢谢合作。

（12）您很快就会好起来的。

（13）别着急，我给您想办法。

（14）您慢走。

（15）欢迎您检查指导工作。

（16）请多提宝贵意见。

（17）谢谢！

（18）感谢您对我们工作的理解。

（19）祝您早日康复！

（20）再见！

（三）岗位文明用语

1. 门诊窗口。

1）急诊科接急救电话。

（1）您好！××医院急诊科。

（2）请告诉患者（伤员）所在的具体位置和联系电话（同时记录），我们马上出诊。

2）导医。

（1）您好，请问您需要帮助吗？

（2）请您这边走。

（3）××科在××楼，请走好。

（4）请问您需要轮椅吗？

（5）我送您去。

3）咨询。

（1）您好，我能为您提供帮助吗？

（2）请到×层,一楼可以挂号、收费、取药,挺方便的。

（3）您好,××检查在×楼××处,请这边走。

（4）对不起,请稍等,我马上给您问一下。

4）分诊。

（1）请问您看什么科?

（2）请把病历及挂号单给我,您稍坐一会儿,按顺序就诊,很快就会轮到您的,谢谢合作。

（3）请您到×号诊室就诊,最好有一位了解您病情的家属陪同您。

（4）请您到×号诊室就诊,亲属请在候诊区等一会儿。

（5）对不起,请您到一楼挂号处挂了号再来就诊。

（6）对不起,×××医生今日调休,请您改时间再联系。

（7）各位病友请注意,不要遗忘随身携带的物品。

（8）这位病友,对不起,耽误了您的时间,我们已联系,应诊医生即刻就到（或简要说明原因）,谢谢谅解。

（9）再见,祝您早日康复!

5）注射。

（1）您好,请把病历、注射单和药品给我好吗? 我为您做准备,请您稍等。

（2）请问您叫什么名字? 以前用过这种药吗? 过不过敏?

（3）现在给您做××过敏实验,需要等 20 min 观察结果,请不要离开,有什么不舒服的,请马上告诉我。

（4）现在给您打个××针,请配合一下。

（5）打这个针会稍微有点儿疼,请坚持一下好吗?

（6）您好! 注射此药可能会出现××反应,我们有护士在巡视,如有不适,请随时呼叫巡视的护士。

（7）小朋友,别害怕,做个勇敢的好孩子!（阿姨会给你轻轻打针……）

（8）您是第一次注射青霉素,打完后请在这里等 30 min 观察一下,如果没有什么不良反应,您再离开好吗?

（9）请走好。

（10）谢谢配合,请注意下次注射时间（或请在××时间再来）,带好注射单和病历。

6）输液。

（1）您好,请您把病历、药品和输液单给我好吗?

（2）您做了××过敏实验吗?

（3）您叫什么名字？现在给您输液,请配合一下。

（4）对不起,给您增加痛苦了,再配合一次好吗？针已扎好,手这样放舒服吗？需要保暖吗？

（5）您心脏不好,输液速度要慢一点,请您配合一下。

（6）液体中含有××,输液速度要慢一点,请您配合一下。

（7）请走好,祝您早日康复!

7）换药。

（1）现在给您换药,伤口消毒(或换纱布)时会有点儿疼,请坚持一下好吗？

（2）伤口(创面)恢复得较好,请您×天后再来换药好吗？

（3）您走好。

8）治疗。

（1）您好! 希望我的服务能让您满意。

（2）您好,请把病历和治疗单给我好吗？

（3）您好! 我给您做治疗前的准备工作,您先了解一下注意事项,如有不清楚的地方,我随时为您解答。

（4）您好! 此治疗过程中可能会有××不适,如有其他异常,请随时到医院就诊。

（5）您好! 为了您的健康,您治疗了1个疗程后还需到医院复诊,在这期间如出现不适或异常情况,请随时到医院就诊。

（6）您好! 从目前情况看,您的治疗效果比较理想,请您坚持治疗,并注意……

（7）您好! 从目前情况看,您的治疗效果还不够理想,医生将采取多种治疗手段,希望您增强信心,积极配合,我们共同努力,争取达到满意的疗效,好吗？

（8）对不起,由于我的疏忽给您造成了误会,带来了不愉快,我真诚地向您道歉并希望得到您的原谅。

（9）对不起,若我的解释和道歉不能使您满意,我请我的领导给您解释一下好吗？请您稍等。

（10）现在给您做××治疗,会有点儿不舒服(会有点疼),请坚持一下,很快就会做完的。

（11）您的治疗做完了,谢谢合作。请注意休息。祝您早日康复!

9）透析。

（1）您好,我叫×××,是给您做透析的护士,我现在给您介绍一下透析治疗的有关情况。

（2）现在给您穿刺,针头有点粗,可能有点疼,请配合一下好吗？

（3）对不起，给您增加痛苦了，再配合一次好吗？

（4）透析做完了，现在给您加压包扎。20 min 后您可以松一下，如果不出血，30 min 后就可以解开了。

（5）下次透析给您安排在×月×日×时，您走好。

10）内窥镜检查。

（1）您好，请把申请单给我。

（2）请您在候诊区稍坐一会儿，按顺序检查，很快就会轮到您的。

（3）给您喷点麻药，不要讲话，10 min 后再为您检查。

（4）您是×××吗？请您侧身躺好，检查时会有点儿不舒服，请配合一下。

（5）谢谢您的合作。请到候诊区休息一下，一会儿就可以取报告了。

（6）给您取了个病理标本，×天后来取报告。您走好。

2．住院护理。

1）入院。

（1）您好，请坐，我是主管护士×××，请把病历给我，我马上为您安排床位。请先测体重。

（2）您好，现在我送您到病房，请跟我来。为了方便您的治疗和生活，请允许我帮您熟悉病区的有关情况，这是您的床位，我是您的责任护士×××，负责您的护理工作，您的主管医生是×××，负责您的诊疗工作，科主任姓×，护士长姓×……

（3）麻烦您签一下名。

（4）您的主管医生是×××，一会儿他就来看您。

（5）现在给您测一下体温、脉搏、血压……请配合一下。

（6）您好，明天清晨请您留取第一次尿（便），放在××处的标本台上，我们有专人来负责收取。

（7）您好，我是护士长×××，负责全科的护理工作，您有什么意见和要求尽管说，我们一定会认真听取和改进的。

2）治疗。

（1）××（老师、先生、女士、大爷、大妈或按职务称呼），您好，因为……（解释治疗操作的目的），现在为您做××治疗，请配合一下好吗？

（2）您好，××（老师、师傅、大爷、奶奶或按职务称呼），现在给您输液，大约需要×小时，请做好准备，您要大小便吗？需要我帮忙吗？您想打哪只手？别紧张，放松。

（3）对不起，刚才穿刺没成功，给您增加痛苦了，再配合一次好吗？

（4）这是您的药，请服下好吗？我来帮您倒开水，服××药后要注意多喝水。

（5）您好，现在要给您的孩子打个预防针（洗个澡），请您放心。

(6) 小朋友,你叫什么名字? 阿姨给你打个针,勇敢点好吗?

(7) 您好,您的孩子叫×××吗? 现在给他输液(打××针),请协助一下好吗?

(8) 您好,明天上(下)午×时给您做手术(××检查),请您从××开始不要吃东西,不要喝水,检查结束后(或检查结束后×小时)方可进××饮食。

(9) 现在为您清洁皮肤(抽血、备皮……),请配合一下好吗?

(10) 现在为您做×××药的过敏实验,您以前用过这种药吗? 过不过敏?

(11) 您好,现在给您按摩一下皮肤(清洁一下口腔、翻一下身……)好吗?

(12) 我帮您洗碗好吗?

(13) 您好! 很抱歉,由于我的疏忽(或其他原因)给您带来了误会和不愉快,我真诚地向您表示道歉并请您原谅。

3) 查房。

(1) 您好,昨晚休息得好吗? 感觉怎么样?

(2) 请不要紧张,我马上帮您处理(或找医生来处理)。

(3) 您反映的问题我们正在联系解决,请您稍等。

(4) 对不起,您反映的问题暂时不能解决,我们将向有关部门汇报,尽快给您答复。

4) 巡视病房。

(1) 您的液体马上就要输完了(伤口敷料湿了),请不要着急,我马上给您更换。

(2) 您好,我是护士×××,今晚我值班,现在来看看您。感觉怎么样? 晚上如果有什么事,请到护士站找我或按传呼器。

(3) 各位病友都好吗? 需要我为你们做点什么吗?

(4) 您哪儿不舒服? 别紧张,我马上通知医生来看您。

(5) 您好! 请您稍等,我请您的管床医生给您详细介绍一下好吗?

5) 探视接待。

(1) 您好,请问您找哪位? 现在医生正在查房(患者正在休息,患者外出做××检查……),请您×时再来探视好吗? 如有急事我可以帮您转告,您送的东西,我可以帮您转交,谢谢合作。

(2) 探视时间已过,患者需要休息了,请您放心回去,我们会好好照顾他的,谢谢合作。

(3) 现在患者病情稳定,不需要陪护了,请您放心,我们会照顾好的。

6) 病房管理。

(1) 晨间护理时:大家早,现在我们开始整理病室和扫床,请大家配合一下,能活动的请下床坐下。铺好床后,请保持病室整洁,谢谢。(或您早,夜间睡眠好吗? 夜间的血压怎么样？感觉怎么样？我们给您把床铺清扫干净。）

（2）晚间护理时：×同志（一级护理患者），您好点了吗？我来帮您洗脸洗脚（洗头擦身等）。

（3）接班后进病房时说：早上好！（或下午好！或晚上好!），祝大家新的一天愉快。

（4）对不起，病房需要安静，请您说话声音小一点（将电视机声音调小一点），好吗？

（5）为了保证您的治疗和安全，住院期间请您不要外出。

（6）对不起，为了保持病房整洁，请您将××物品放在××处。

（7）您好，请您将××放进垃圾筐里，谢谢合作。

（8）对不起，请不要在病区内吸烟，谢谢合作。

（9）您好！您账上的留存经费已不够多了，需要我帮您通知您的单位（或亲友）吗？

（10）您好！感谢您对我们医院的支持，我一定将您的意见和建议如实向有关领导汇报。

7）产房。

（1）您好，请换好拖鞋，我送您到待产室。

（2）您好，我是助产士×××，请把病历给我，现在为您做产前检查，配合一下好吗？

（3）您好，做胎心监护需要 20～40 min，请配合一下好吗？

（4）您好，我是助产士×××，为了使孩子顺利出生，请您一定要配合好。

（5）恭喜您生了一个男孩（女孩）。

（6）您还需要留在分娩室观察一会儿，如果有什么不适请及时告诉我。

（7）现在送您回病房休息。

8）ICU。

（1）您好，我是护士×××，患者住 ICU 期间，不需要陪护。请留一位亲属在 ICU 休息室等候，有事我会与您联系的。

（2）您已从手术室转到监护病房，我们会悉心照顾您的，请放心。

（3）您好，我是护士×××，现在感觉怎么样？

（4）您好，您是患者×××的亲属吗？现在患者的病情很重，我们正在全力抢救。我们和你们的心情一样，希望患者能脱离危险，请放心，我们一定尽力。请您不要离开休息室，我们会随时与您联系的。

（5）请别太难过了，家属和医生已经尽了力，尽到了责任，但是患者的病情太重，现代医学不能挽救每位患者的生命。死者不能复生,我们和您一样难过,请节哀,保重身体,还有很多事情等着您去处理,请多保重!

9) 手术。

(1) 您好,我是手术室护士×××,明天医生要给您做××手术(术前访视有关内容)。请不要紧张,晚上一定要好好休息。

(2) 您好,请问您叫什么名字? 现在我送您到手术室好吗?

(3) 您好,请问您是×××吗? 您知道做什么手术吗?

(4) 请不要太紧张,手术期间我会一直守在您身边的,您放心。

(5) ×××同志,您好! 我是这台手术的巡回护士,您做的手术名称是×××,请别紧张和害怕,我们已为您做好一切准备,您放心吧。术中有什么不舒服的,请随时告诉我。

(6) ×××同志,打开腹腔后,可能会有点难受,请深呼吸,别紧张,希望您能好好配合。

(7) ×××同志,请坚持一下,多用麻醉剂不好。

(8) ×××同志,手术已顺利结束,谢谢配合,请回病房后好好休息,祝您早日康复。

10) 出院。

(1) 今天您可以出院了,请您或您的亲属下午×时到住院结算处办理出院手续。

(2) 经过这段时间的治疗,您(您的小孩)已基本痊愈,可以出院了。

(3) 您好,医生给您开了口服药巩固治疗,这是××药,请您饭前(后)服用,每天×次,每次×粒,注意多喝水。出院后活动要适量,饮食要注意×××,注意复查,如果有什么新的问题,请及时到我院门诊或直接与我们联系,我给您留一下科室的联系电话(或使用名片)。

(4) 您好,为了改进我们的工作,请您配合我们填写一张满意度调查表,请您多提宝贵意见。

(5) 您提的意见很好,我们一定会认真改进的。感谢您对我们工作的理解和支持。

(6) 您走好,请回去后好好休息,保重身体,再见!

3. 护理服务忌语。

(1) 不知道,你去问医生。

(2) 你怎么这么烦,又来了。

(3) 怎么铃又响了?

(4) 按了铃我们知道就行了,不要总按,我又不能一下飞过来。

（5）动作快点，这么慢，像你这样，我们忙也忙死了。

（6）别叫，打针哪有不痛的。你静脉天生不好，没有办法打。

（7）液体输完了，怎么不早叫？

（8）肿起来了怪谁？叫你别动你要动。

（9）快起来，扫床了。

（10）你的床头柜太乱了。

（11）自己把床铺整好。

（12）家属陪着干啥，叫家属做。

（13）我们人手不够，没有空。

（14）我忙得要命，你哪有那么多问题。

（15）病都没好，就要出院。

五、护理行为文明规范

护理人员在工作岗位上，必须遵守有关的行为规范。在为患者服务时，护士如果对有关的行为文明规范一无所知。或者明知故犯，那么遵守服务礼仪就会变成一句空话。

（一）护患沟通的服务要求

加强护患沟通，需要每位护理人员都能够达到"感人服务"的要求，具体内容包括以下几点。

1. 使患者感觉到自己很受欢迎，这便要求护理人员面带微笑迎接患者，用眼睛同患者交流，并且首先做自我介绍，当患者有困难或不清楚某些情况时，立即主动提供帮助。

2. 形象、举止、穿着得体，佩戴有姓名的胸卡，在电话里说明从事的职业，而且要注意放低声音。

3. 保守患者的个人秘密和隐私。进病房前尽量先敲门，得到允许后才能进门。注意谈话的内容和眼睛注视的方位，不该涉及的方面不主动涉及。

4. 对患者有礼貌，注意使用问候语。如说"请"和"谢谢"（对不同的病员有所区别），不摆架子，随时发现并主动帮助患者拿取所需物品等。

5. 细心操作，耐心护理。搬动患者时动作轻柔，触摸患者时态度文雅，注意倾听患者的叙述，不对患者说情绪沮丧的话或患者听不懂的话。

6. 将心比心，以实际行动争取患者的理解，保持良好的护患合作。

7. 主动为患者服务。对于患者期待的事情，要优先考虑去做，并提出积极的意见或建议。

8. 为患者提供好的休养环境，保持室内环境清洁和安静，严禁喧闹。

9. 完全、彻底地做好工作，为患者解决实际问题和病痛。对于自己无法解决的问题，要为患者介绍有能力解决的人。

10. 注重团队精神的培养，像帮助自己一样去帮助周围的同事，相互之间充分信赖，经常交流和探讨，不扩大传闻，用心维护整个团体的利益。

（二）医德规范

1. 救死扶伤，实行社会主义的人道主义。时刻为患者着想，千方百计为患者解除病痛。

2. 尊重患者的人格与权利。对待患者不分性别、民族、职业、地位、财产状况，都应一视同仁。

3. 文明礼貌服务，举止端庄，态度和蔼，同情、关心、体贴患者。

4. 廉洁行医，自觉遵纪守法，不以医谋私。

5. 为患者保守医疗秘密，实行保护性医疗，不泄露患者的隐私与秘密。

6. 互学互尊、团结协作。正确处理同行、同事之间的关系。

7. 严谨求实，奋发进取，钻研医术，精益求精。不断更新医疗知识，提高技术水平。

（三）病区文明规范

1. 服务标准：

（1）规范服务普及率要达到95%以上。

（2）服务质量合格率要达到95%以上。

（3）患者满意率要达到98%以上。

（4）无医疗责任事故；无收受"红包"现象；无收开单费现象。

2. 环境标准：

（1）四无：无烟蒂、无纸屑、无痰迹、厕所无臭味。

（2）四洁：地面洁、桌面洁、墙面洁、窗面洁。

（3）四轻：走路轻、关门轻、讲话轻、操作轻。

3. 便民标准：

1）医生：

（1）有请必到，有问必答，百问不厌。

（2）接待家属耐心，解释病情详细。

（3）经常巡视病房，关心、爱护患者。

2）护士：

（1）做好新患者入院介绍。

（2）为老、弱、残、重病者排忧解难。

（3）给特困患者代购生活用品。

（4）备好针线、剪刀、开瓶器、卫生纸、老花镜、拐杖、坐便椅等（科室备便民箱）。

3）工勤人员：

（1）主动为患者和家属排忧解难。

（2）为临检患者、危重患者、出入院患者提供方便，接送患者做到热情、周到、安全。

（四）行为原则

1. 仪表整洁，举止文明。

2. 态度和蔼，语言亲切。

3. 主动服务，周到热忱。

4. 一视同仁，诚信尊重。

5. 诊疗严谨，操作规范。

6. 发展创新，精益求精。

7. 廉洁自律，医风端正。

8. 关爱健康，珍惜生命。

（五）服务制度

1. 人性化尊称制度

（1）要根据患者的年龄、性别、职业、职务选择合适的尊称，如王大爷、张女士、李老师、赵科长等。

（2）禁止直呼患者的姓名，禁止直呼患者的床号。

2. 人性化服务制度

（1）与患者交谈时，语言要文明，语气要亲切，自觉使用文明规范的语言，严格做到不训斥、不埋怨、不吵架。

（2）对患者要多一点尊重、多一点理解、多一点解释、多一点鼓励、多一点帮助。

（3）在为患者实施护理的过程中,要多使用安慰性、鼓励性的语言,不谈论与其无关的事宜。服务要主动热情,不闲聊、不拖延。

（4）禁止态度生、冷、硬,禁止推诿患者,禁止草率处置。

（六）着装文明规范

1. 服饰整洁、合体、美观、大方,便于工作。工作服以白色为主(特殊科室如儿科、妇产科着粉红色,急诊科着绿色、手术室着蓝色等),不同工作区域按规定着装,包括鞋、帽、裤、袜。

2. 戴帽端正,长发挽起不过肩,刘海不过眉,佩戴统一深色头饰网套,佩戴胸牌和挂表。

3. 工作服下摆过膝,裙摆不可露在工作服外。

4. 穿肤色长袜或白色工作裤、白色护士鞋,禁止穿响底鞋、拖鞋。

5. 护士的妆饰要适度,淡妆上岗,要与护士的角色相适应,工作时间不戴戒指、耳环,不涂指、趾甲油。

6. 外出期间应着便装,不得穿工作服进食堂、上街或出入其他公共场所。

（七）举止文明规范

1. 站姿仪态高雅,坐姿端正大方,走姿稳健轻松。

2. 尊称开口,"您好"当先,"谢谢"随后。

3. 遇过路患者,主动引导,遇有意外,帮助抢救。

4. 乘坐电梯,患者先行。

5. 来有迎声,走有送声,站立迎送。

6. 主动问候,微笑服务,爱心相助。

7. 真诚礼貌待人,授物微笑相递,接物真心致谢。

8. 面对吵闹,宽容克制,态度冷静,耐心解释。

（八）接打电话文明规范

1. 接打电话态度要和蔼,语言要文明。

2. 接电话时,应讲"您好,××科(部门)""请稍候""对不起,他不在""请过一会儿打来""您打错了"等用语,不得生硬、粗暴,严禁污言秽语。

3. 病区工作人员无特殊公务,一般上午 8:00—10:00 不打外线电话。

4. 上班时应关闭手机。

5. 接打电话时,语言要精练,不打超时电话。

6. 接打电话时,不大声喧哗,不在病区大声呼唤别人接电话。

7. 爱护电话设备,不乱扔乱砸电话机。遇有故障及时请设备科维修。

(九) 输液巡视服务规范

1. 患者输液时,必须巡视,在巡视记录本上记录,要求签字规范,易于辨认。

2. 凡输液患者应按病情(或遵医嘱)调节滴数。

3. 护士应做到主动及时为患者更换液体。

4. 巡视中要注意观察液体有无外渗,如发现局部组织肿胀及输入药液对皮肤有损伤时,应立即采取有效措施,并报告护士长及护理部。

5. 对输液患者要做好健康教育和心理护理,协助患者进餐、饮水、如厕等生活护理。

6. 护士应了解病情,严密观察输液后的病情变化,如发现患者出现输液反应,除按常规措施抢救外,应立即通知医生和护士长进行抢救。

(十) 夜间巡视服务规范

1. 晚间熄灯前,晚班护士要清查并督促探视者离开病房,督促或协助患者做好睡前准备工作,并检查病房物品摆放情况。

2. 按时关闭各病室电灯,打开地灯,将空调开关调至适当位子,以保证室内空气、温度适宜。

3. 按分级护理要求进行巡视:

特级护理患者专人负责,24 h 连续服务。

一级护理患者每 1 h 巡视一次。

二级护理患者每 2 h 巡视一次。

三级护理患者每 3 h 巡视一次。

4. 对危重、一级护理患者应密切观察 T、P、R、Bp、神志、瞳孔(或遵医嘱)及病情变化,如发现异常迅速采取有效的抢救措施,同时立即通知医生。

5. 夜间巡视护士要求做到"四轻",即说话轻、走路轻、操作轻、开关门窗轻,为患者创造一个良好的休养环境。

6. 夜间仍在输液的患者,按输液巡视服务的规范执行。

7. 巡视中应了解患者的睡眠状况,对失眠者应查找引起失眠的原因,并给予解决,必要时请示值班医生给予处理,以保证患者有充足的睡眠。

8. 对行动不便、卧床患者,应按时翻身拍背,协助饮水,及时倒便器。

9. 加强病房管理,严格控制陪客数量,确保病房安静、整洁,躺椅、折叠床的使用时间为晚上 8:30 以后。

(十一) 病区护理交接班规范

1. 病区护理交接班从时间上划分为晨交接班(夜班与白班交接)、午交接班(早班与白班交接)、晚交接班(白班与晚班交接)、夜交接班(晚班与夜班交接)。

2. 交班护士在交班前除做好患者、病情方面的准备外,还应做好周围环境准备。交班环境要清洁、整齐,护士办公桌上只能放置交班用的护理文书等用物,桌两侧各放椅子一把(周围环境指护士站、治疗室、换药室等的地面、桌面、窗台等处)。

3. 接班人员应提前 5 min 到岗,做好着装仪表方面的准备,到护士站等待交接班,着装不符合要求者不得参加交接班(着装要求详见"着装文明规范")。

4. 护士长提前 15 min 进入病房巡视患者,了解危重、抢救、手术后及当日待手术患者的病情,检查各护理措施落实情况及当班护士的工作质量。

5. 责任护士提前 10 min 进病房,巡视自己所分管的患者。了解抢救、病重、病危、术后及当日待手术患者的夜间病情变化。

6. 凡遇有抢救患者或特护患者时,病床旁应留一名护士观察病情。

7. 交接班期间,护士应精神饱满、姿态端正、注意力集中,除抢救或急诊患者外,一般不允许接私人电话或做其他工作。

8. 交接班开始,护士长与护士相互亲切问候:"早上好!"或"您好",由交班护士报告:"现在开始交班。"

9. 护士应熟悉交班内容,简要报告病情并突出重点。交班顺序如下:

(1) 报告交班本上所列内容。

(2) 报告特护(抢救患者)的病情。

(3) 报告病区内一般患者需注意的事项。

(4) 报告晚夜班检查中发现的其他情况。

(5) 护士长进行晨会提问。

(6) 护士长对夜班交班(或晨会提问)、晚夜班、早班、白班等各班工作完成质量进行讲评。

(7) 护士长利用晨交接班时间简要传达与护理工作有关的院、护理部新规定或会议精神。

(8) 床旁交接查看每一位患者。

10. 晨、午、晚床旁交接由护士长、交接班护士(含主班护士、责任护士、辅助护士等）；夜床旁交接由晚班护士和夜班护士一同前往床旁查看每一位患者。重点查看：病情变化、伤口敷料、引流管、体位、液体、皮肤受压部位、饮食、服药、睡眠等情况。

11. 接班护士还应做好物品方面的清点登记工作，接班者未接清楚时，交班者不得提前离开病区。

交班护士工作完成不彻底或不符合要求者应由接班护士提醒弥补或改正后再下班，如果提醒后不进行弥补或改正者，接班护士应立即报告护士长处理。

六、礼仪培训工作规范

礼仪培训工作是推广礼仪规范的一个重要环节。只有进行了必要的规范化培训，护理人员的礼仪服务水平才能够在临床护理工作中得到充分展示。

（一）有效运用体势语

仪态泛指人们的身体所呈现出来的各种姿势，也就是身体的造型。有时，仪态又称为姿态或仪姿。具体讲，人们的仪态又分别表现为其动作、表情与相对静止的体态，在日常交往中，每一个人都会以一定的仪态出现在他人面前，并且以自己的一颦一笑、一举一动向他人传递着不同的信息。

鉴于在人际交往中人们的特定仪态可以在无声之中向他人传递一定的信息，所以，它也被称为人的体势语。有人为了强调其重要性，还将其称为无声的语言或有形的语言。

做到更为有效地运用体势语，需要注意以下三个问题：

1. 增强运用体势语的自觉性。护士应学习观察各种体势语及其运用环境，比如：在不同的情绪状态下沟通时需要相应的体势语，各种不同的体势语之间的伴随关系等等。在此基础上，要认真体验各种体势语的运用方式。最后，还应当努力在实践中灵活运用各种体势语，并随时检验运用效果。

2. 提高体势语与社会角色以及所处情景的对应性。只有这样，才能使体势语为他人所理解，从而也为他人所接纳。

3. 运用体势语表达自尊与尊重之意。要真正做到这一点，就必须认真改变在仪态方面的不良习惯，努力使之更加文明、优雅、礼貌、大方。

（二）准确理解他人体势语

1. 体势语往往与个人性格、当时特定的情景有一定的联系，所以理解他人的体势语需因人而异，片面地从某一体势语判断他人本意，难免产生误会。

2. 应从整体着手确认他人体势语的本意，一个人体势语的运用，要与整体相协调、相呼应。

3. 只有在真正体验他人内心情感的前提下，才有可能准确地理解其体势语。

（三）体势语训练要点

1. 目的：通过形体训练改变和调整护士的原始姿态，外练形象，内练涵养，优化护士的职业形象，建立服务信任度和吸引力。

2. 原则：稳重、端庄、大方、优美、节力。

3. 共同要求：目光平视、表情自然、挺胸收腹、两肩收紧、自然向后。

1) 站姿。

头：微抬、目光平和、自信。

肩：水平。

上身：挺胸收腹。

双手：自然下垂于身体两侧或轻握于小腹处。

双足：靠拢（夹角呈 $15°\sim20°$），重心在足弓。

2) 坐姿。

头、肩、上身同站姿要求。右足稍向后，单手或双手将平工作服后下部，轻坐下。臀坐于椅子的 $2/3\sim3/4$ 处，双腿轻轻靠拢，小腿略后收或小交叉。两手轻握，置于腹部或腿上。

3) 走姿。

在站姿的基础上，行走时以胸带步，弹足有力，柔步无声，步履轻捷，两臂前后摆动，注意前后摆幅不超过 $30°$，两腿略靠拢，左右脚沿一直线小步前进。

4) 持治疗盘。

头、肩、上身、两腿同走姿要求。双手握托治疗盘 $1/3\sim1/2$ 处（手指勿触及治疗盘的内侧），肘关节屈曲呈 $90°$ 角贴近躯干，治疗盘沿距胸骨柄约 5 cm。

5) 持病历夹。

头、肩、上身、两腿同走姿要求。一手持病历夹的 $1/3\sim1/2$ 处，另一手自然下垂或轻托病历夹的下方。

6) 拾物。

头略低，两肩、上身同站姿要求。右腿后退半步下蹲拾物，然后直立，右腿迈步行走。

7）开关门。

头、肩、上身同站姿要求。身体略转,半面朝向门,距门约 40 cm,一手轻带门扶手,另一手微扶门边将门轻轻开关。

8）推治疗车。

头、肩、上身、两腿同走姿要求。身体略向前倾,治疗车距身体前面约 30 cm,两手扶治疗车左、右两侧扶手,肘部自然放松,呈 135°～160°角,向前轻轻推动治疗车,尽量减少治疗车推行过程中产生的噪声。

第五章　护理工作服务流程

一、护理流程的基本规则

（一）基本目的

规范服务行为　尊重患者权利

严格护理管理　提高护理质量

（二）基本要求

制度健全　责任到人　监督有效

标准统一　落实到位　患者满意

（三）语言规范

患者入院时有迎声　治疗护理时有请声

患者合作时有谢声　工作不周时有歉声

巡视病房时有问声　患者出院时有祝福声

（四）"六心"护理

热心接　耐心讲　细心观

诚心帮　温心送　爱心访

二、急诊科预检分诊服务流程

热情主动迎接急诊患者，首先观察病情，按病情的轻、重、缓、急分开处理

倡导用语：请问您哪里不舒服？请问您需要我帮忙吗？

危重患者直接送入抢救室，通知医生抢救患者，同时测记生命体征，协调、协助抢救

倡导用语：您亲人的病情很重，我们会尽力抢救，也希望得到您的理解和配合

遇到没有陪同人员的危重患者，分诊护士应详细询问患者住址、电话，帮助填写门诊病历封面，并电话通知患者家属

倡导用语：别着急，慢慢说

分诊护士应准确做好分诊记录

随时巡视各诊室，观察候诊患者，发现病情变化，危重患者优先诊治，危重患者及时送抢救室实施抢救

三、急诊监护室服务流程

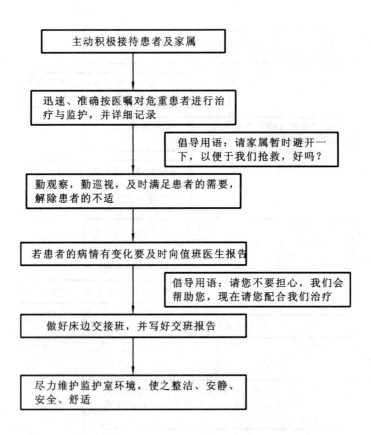

主动积极接待患者及家属

迅速、准确按医嘱对危重患者进行治疗与监护，并详细记录

倡导用语：请家属暂时避开一下，以便于我们抢救，好吗？

勤观察，勤巡视，及时满足患者的需要，解除患者的不适

若患者的病情有变化要及时向值班医生报告

倡导用语：请您不要担心，我们会帮助您，现在请您配合我们治疗

做好床边交接班，并写好交班报告

尽力维护监护室环境，使之整洁、安静、安全、舒适

四、门诊急诊手术室服务流程

（患者办理相关手续后进入手术室）

```
┌─────────────────────────────┐
│   做好手术前的用物及环境准备        │
└─────────────────────────────┘
              │
              ▼
┌─────────────────────────────┐
│ 主动迎接患者，交接登记签名，做好安全  │
│ 核查，并将患者妥善安置于手术台上      │
└─────────────────────────────┘
              │         ┌─────────────────────────────┐
              │         │ 倡导用语：请您别害怕，放松一    │
              │         │ 点，我会在旁边陪着您，有什么    │
              │         │ 不舒服的，请及时告诉我         │
              │         └─────────────────────────────┘
              ▼
┌─────────────────────────────┐
│ 密切观察患者的病情变化，并及时为医生  │
│ 提供手术用品                     │
└─────────────────────────────┘
              │         ┌─────────────────────────────┐
              │         │ 倡导用语：手术马上结束，请配合一下，│
              │         │ 您还需用药治疗（做××检查），现在送 │
              │         │ 您到观察室（到××室）           │
              │         └─────────────────────────────┘
              ▼
┌─────────────────────────────┐
│ 手术完毕，送患者去做检查或送到观察室，│
│ 清理手术用品                     │
└─────────────────────────────┘
                        ┌─────────────────────────────┐
                        │ 倡导用语：请您按时到换药室换药   │
                        └─────────────────────────────┘
```

五、门诊导医工作服务流程

工作人员在导医台仪表端庄、主动热情地迎接患者

> 倡导用语：您好！欢迎您到××医院就医，我是导医护士××，很高兴为您服务，请问您有什么需要我帮忙的吗？

详细询问，根据患者的症状，正确分诊

> 倡导用语：请问，您感到哪里不舒服？能告诉我吗？

搀扶患者或用轮椅、平车护送

> 倡导用语：请跟我来，我送您到诊室

将就诊患者送到诊室，选择医生

> 倡导用语：这位是××专科的×医生，您有什么不适，请尽管说，我们会尽力帮您诊治的

与相关科室取得联系，护送做检查，做到准确、无误

> 倡导用语：因病情需要，您还需要做××检查，请您配合，我送您去

及时反馈检查结果至医生

> 倡导用语：您的检查做完了，谢谢您的合作

将患者安置在安全、妥善处，导医协助划价、交费、取药

> 倡导用语：您需要做××治疗（或住院），我送您去

护送患者到门诊治疗或入院治疗

门诊治疗完后，护送患者离院，必要时预约下次就诊时间

> 倡导用语：祝您健康、平安！再见！

六、平诊入院护理服务流程

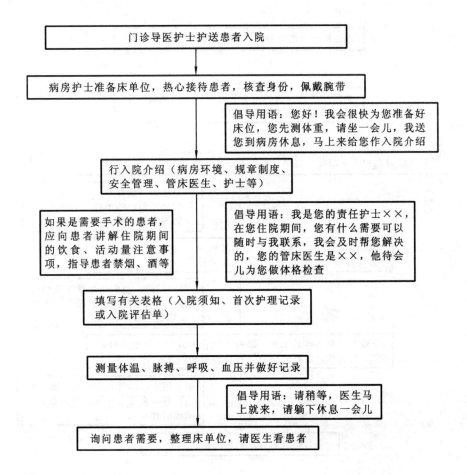

门诊导医护士护送患者入院

病房护士准备床单位，热心接待患者，核查身份，佩戴腕带

倡导用语：您好！我会很快为您准备好床位，您先测体重，请坐一会儿，我送您到病房休息，马上来给您作入院介绍

行入院介绍（病房环境、规章制度、安全管理、管床医生、护士等）

如果是需要手术的患者，应向患者讲解住院期间的饮食、活动量注意事项，指导患者禁烟、酒等

倡导用语：我是您的责任护士××，在您住院期间，您有什么需要可以随时与我联系，我会及时帮您解决的，您的管床医生是××，他待会儿为您做体格检查

填写有关表格（入院须知、首次护理记录或入院评估单）

测量体温、脉搏、呼吸、血压并做好记录

倡导用语：请稍等，医生马上就来，请躺下休息一会儿

询问患者需要，整理床单位，请医生看患者

七、急诊入院护理服务流程

急诊科护士电话通知接收科室，护送患者入院

病房护士接急诊科电话通知后，根据病情准备病床单位，并通知值班医生

患者入院时，护士立即到位迎接，将患者安置于合适体位，核查身份，交接签名

倡导用语：您好！这里是××科，我们会以最佳的治疗和护理为您（您的家人）服务

通知值班医生看患者：评估患者病情，保持呼吸道通畅，必要时吸氧，监测生命体征，建立静脉通道等

倡导用语：我们会尽量让您感到舒适。希望得到您的配合，您现在感觉怎么样？

安慰患者和（或）家属，适时介绍管床医生、护士、科主任、护士长，适时介绍病区环境和规章制度

倡导用语：您好，您还有什么要求吗？有什么要求请及时告诉我。谢谢您的合作

书写护理病历，随时观察病情变化

八、转科护理服务流程

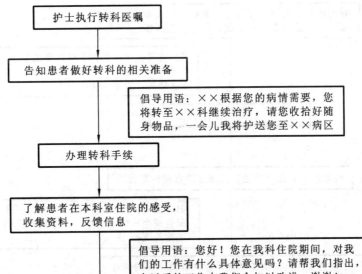

九、转院护理服务流程

```
┌────────────────────────────────────────┐
│ 核对床号、姓名、住院号（腕带、床头卡、询问  │
│ 患者），通知患者及家属，做好转院准备        │
└────────────────────────────────────────┘
                    │
                    │     ┌──────────────────────────────────┐
                    │     │ 倡导用语：××您好！根据您的病情需  │
                    │     │ 要，您将转至××医院治疗，请收拾好  │
                    │     │ 随身物品，需要我帮忙吗？            │
                    │     └──────────────────────────────────┘
                    ▼
        ┌──────────────────────┐
        │ 办理转院的各种手续      │
        └──────────────────────┘
                    │
                    ▼
┌────────────────────────────────────────┐
│ 根据不同患者给予适当的健康教育及转院指导    │
└────────────────────────────────────────┘
                    │
                    │     ┌──────────────────────────────────┐
                    │     │ 倡导用语：您转院以后，一定要继续    │
                    │     │ 配合医生和护士治疗。谢谢您对我们    │
                    │     │ 工作的支持                          │
                    │     └──────────────────────────────────┘
                    ▼
┌────────────────────────────────────────┐
│ 了解患者住院期间的感受，收集资料，反馈信息  │
└────────────────────────────────────────┘
                    │
                    │     ┌──────────────────────────────────┐
                    │     │ 倡导用语：您好！您在我院住院期间可以│
                    │     │ 针对我们的工作提出一些宝贵意见吗？祝│
                    │     │ 您早日康复！                        │
                    │     └──────────────────────────────────┘
                    ▼
┌────────────────────────────────────────┐
│ 护送患者转院，整理床单位，清洁、消毒        │
└────────────────────────────────────────┘
```

十、出院护理服务流程

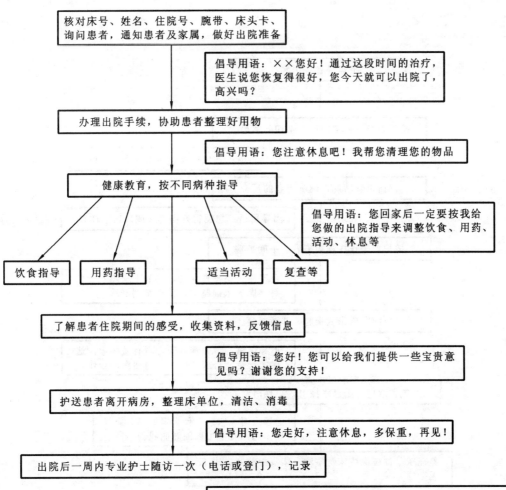

核对床号、姓名、住院号、腕带、床头卡、
询问患者，通知患者及家属，做好出院准备

倡导用语：××您好！通过这段时间的治疗，
医生说您恢复得很好，您今天就可以出院了，
高兴吗？

办理出院手续，协助患者整理好用物

倡导用语：您注意休息吧！我帮您清理您的物品

健康教育，按不同病种指导

倡导用语：您回家后一定要按我给
您做的出院指导来调整饮食、用药、
活动、休息等

饮食指导　　用药指导　　　适当活动　　复查等

了解患者住院期间的感受，收集资料，反馈信息

倡导用语：您好！您可以给我们提供一些宝贵意
见吗？谢谢您的支持！

护送患者离开病房，整理床单位，清洁、消毒

倡导用语：您走好，注意休息，多保重，再见！

出院后一周内专业护士随访一次（电话或登门），记录

倡导用语：××您好！我是医院××科××护士，您出院
以后恢复得还好吗（询问疾病相关情况），您如果有什么
不舒服的，请及时到我院（科）就诊，再见！

十一、晨、午间护理服务流程

```
┌─────────────────────────┐
│      按需要备齐用物       │
└─────────────────────────┘
            │
┌─────────────────────────┐
│ 推护理车到病室门口，亲切问候患者 │
└─────────────────────────┘
                    ┌─────────────────────────┐
                    │ 倡导用语：各位病友，早上（下午）好！ │
                    └─────────────────────────┘
┌─────────────────────────┐
│   评估患者情况，倾听患者的反应   │
└─────────────────────────┘
                    ┌─────────────────────────┐
                    │ 倡导用语：您睡得好吗？（或血压怎样？） │
                    └─────────────────────────┘
┌─────────────────────────┐
│ 按护理操作规程实施晨、午间护理 │
└─────────────────────────┘
                    ┌─────────────────────────┐
                    │ 我现在给您整理床铺，您能下床吗？我们 │
                    │ 要让您的床铺整洁，使您感到舒适 │
                    └─────────────────────────┘
┌─────────────────────────┐
│   协助卧床患者坐起，叩背排痰   │
└─────────────────────────┘
                    ┌─────────────────────────┐
                    │ 倡导用语：请先深呼吸，再有效咳嗽，这 │
                    │ 样您一定能将痰液排出，谢谢您的合作！ │
                    └─────────────────────────┘
┌─────────────────────────┐
│ 为患者漱口，用温水擦身，更换清洁衣物 │
└─────────────────────────┘
                    ┌─────────────────────────┐
                    │ 倡导用语：您还有什么需要吗？您好 │
                    │ 好休息，有事可以随时叫我们 │
                    └─────────────────────────┘
┌─────────────────────────┐
│ 整理床单位（保持床铺整洁、床头柜整齐、床下 │
│ 无杂物）              │
└─────────────────────────┘
```

十二、手术患者转运交接流程

手术当日手术室工作人员携带手术患者转运交接单到达病房接手术患者

手术室工作人员与病房护士共同核对手术患者身份、手术方式、手术标识并交接患者的一般情况,如意识、禁食水、术中备药、备血、皮肤状况、影像资料等,双方在交接单上病房核查栏签名确认

手术室工作人员接手术患者到手术等候区,并与等候区护士再次核对以上内容,交接手术患者。无误后在交接单上手术等候区核查栏双方签名确认

巡回护士到等候区与等候区护士共同核对以上内容,再次确认手术患者身份、手术间、手术方式,无误后双方在交接单上手术间核查栏签名确认

接手术患者入手术间,安置手术患者于手术床上,手术医生、麻醉医生、巡回护士三方进行手术安全核查后进行手术

术毕,巡回护士在手术患者转运交接单上如实记录患者的生命体征、输血、输液情况,管道引流、皮肤状况、携带物品等情况

与麻醉医生一起送患者入复苏室（或病房）,并与复苏室护士（或病房护士）核对患者身份,交接患者情况,双方在手术患者转运交接单相应栏内签名确认

十三、手术患者由病房至手术室的转运交接流程

手术当日手术室工作人员携带手术患者转运交接单到病房接手术患者

手术室工作人员与病房护士共同核对手术患者身份、手术方式、手术标识并交接患者的一般情况,如意识、禁食水、术中备药、备血、皮肤状况、影像资料等,双方在手术患者转运交接单上病房核查栏签名确认

手术室工作人员接手术患者到手术等候区,并与该手术患者的洗手护士再次核对以上内容,交接手术患者。无误后在手术患者转运交接单上手术等候区核查栏签名确认

洗手护士接患者到手术间,与巡回护士共同核对以上内容,再次确认手术患者身份、手术间、手术方式,无误后双方在手术患者转运交接单上入手术间核查栏签名确认

安置手术患者于手术床上,手术医生、麻醉医生、巡回护士三方进行手术安全核查后进行手术

十四、手术患者由手术室至病房的转运交接流程

手术结束，巡回护士在手术患者转运交接单上如实记录患者的生命体征、输血、输液情况，管道引流、皮肤状况、携带物品等情况

将手术患者转运至手术推床上，妥善安置各类管道，动作轻柔，做好保暖

巡回护士与麻醉医生、手术医生一起送患者入复苏室（或病房）并与复苏室护士（或病房护士）核对患者身份，交接患者生命体征，输血、输液情况，皮肤情况等；双方在手术患者转运交接单相应栏内签名确认

送手术患者过程中，手术推床保持匀速缓慢推行，并应随时观察病情，注意患者安全

十五、患者转入 ICU 护理工作流程

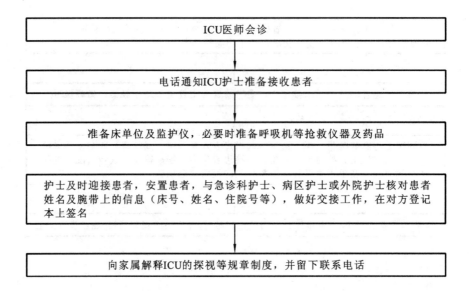

ICU医师会诊

↓

电话通知ICU护士准备接收患者

↓

准备床单位及监护仪，必要时准备呼吸机等抢救仪器及药品

↓

护士及时迎接患者，安置患者，与急诊科护士、病区护士或外院护士核对患者姓名及腕带上的信息（床号、姓名、住院号等），做好交接工作，在对方登记本上签名

↓

向家属解释ICU的探视等规章制度，并留下联系电话

十六、患者转出 ICU 护理工作流程

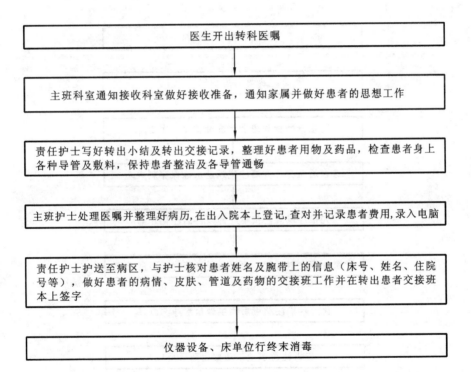

医生开出转科医嘱

主班科室通知接收科室做好接收准备，通知家属并做好患者的思想工作

责任护士写好转出小结及转出交接记录，整理好患者用物及药品，检查患者身上各种导管及敷料，保持患者整洁及各导管通畅

主班护士处理医嘱并整理好病历，在出入院本上登记，查对并记录患者费用，录入电脑

责任护士护送至病区，与护士核对患者姓名及腕带上的信息（床号、姓名、住院号等），做好患者的病情、皮肤、管道及药物的交接班工作并在转出患者交接班本上签字

仪器设备、床单位行终末消毒

十七、输化疗药物的护理服务流程

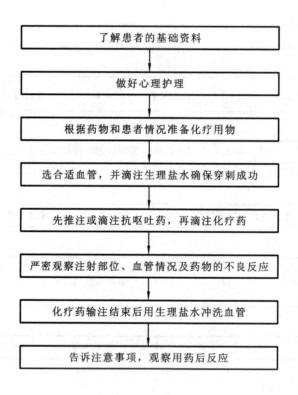

了解患者的基础资料

做好心理护理

根据药物和患者情况准备化疗用物

选合适血管，并滴注生理盐水确保穿刺成功

先推注或滴注抗呕吐药，再滴注化疗药

严密观察注射部位、血管情况及药物的不良反应

化疗药输注结束后用生理盐水冲洗血管

告诉注意事项，观察用药后反应

十八、接听电话服务流程

电话铃响后尽快接听，如延迟接听，应及时向对方道歉

倡导用语：您好！××病房，请问您找谁？

礼貌问候之后，主动告知本单位的名称

倡导用语：对不起，他正在查房（不在），请等会儿打来，好吗？请稍等，他马上就到

对方讲完话后，才能挂断电话

倡导用语：再见！

十九、接听对讲机、呼叫器服务流程

对讲机、呼叫器响后立即放下手中工作，马上接听

倡导用语：您好！您有什么需要吗？

迅速满足患者要求，并给予反馈

倡导用语：请稍等，我马上就到！

如有必要及时记录

二十、陪产分娩服务流程

核对床号、姓名、住院号、腕带、床头卡、询问患者，观察宫口情况，将患者接进产房待产

倡导用语：您好！我是值班助产士×××，根据您目前的情况，请跟我进产房待产

第一产程：潜伏期，产房值班护士热情接待产妇，了解产妇身体状况、孕期情况，消除紧张心理，向产妇详细讲解产程中的注意事项，倾听产妇的看法，尽量满足产妇需要

倡导用语：不要紧张，有什么需要请跟我讲

活跃期：助产士扶产妇到产房，严密观察产程进展，采取舒适体位，评估产妇对疼痛的耐受性

倡导用语：不要害怕，正常宫缩引起的腹痛属正常情况，请放松，做深呼吸

第二产程：严密观察产妇一般情况，监测血压、胎心音，取半卧位，帮助其擦汗，胎儿娩出后，告知产妇性别并祝贺

禁忌用语：生孩子是要疼的，叫什么？忍着点儿！

倡导用语：给您测血压，听胎心音，快要做妈妈了，请屏气用力，不疼时就休息一会儿，疼时请和我一起用力好吗？配合得很好，××女士，恭喜您生了一个千金（女孩）或小子（男孩）

第三产程：在缝合会阴时加强沟通，分散注意力，减轻疼痛，产房观察2 h，给产妇擦浴、换衣，垫好消毒会阴垫，保暖，帮助喂食

倡导用语：请抱抱您的宝宝。胎盘已娩出，非常完整（有部分残留），现在给您缝合会阴切口，请尽量配合。给您擦个汗，好好休息，想吃点什么吗？

二十一、产科与新生儿室之间的交接流程

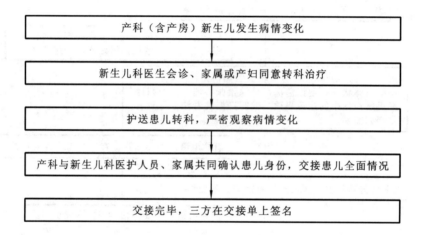

产科（含产房）新生儿发生病情变化

新生儿科医生会诊、家属或产妇同意转科治疗

护送患儿转科，严密观察病情变化

产科与新生儿科医护人员、家属共同确认患儿身份，交接患儿全面情况

交接完毕，三方在交接单上签名

二十二、产房与产科病房的交接流程

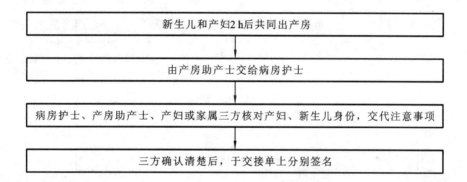

新生儿和产妇2 h后共同出产房

由产房助产士交给病房护士

病房护士、产房助产士、产妇或家属三方核对产妇、新生儿身份，交代注意事项

三方确认清楚后，于交接单上分别签名

二十三、产科病房与产房之间的交接流程

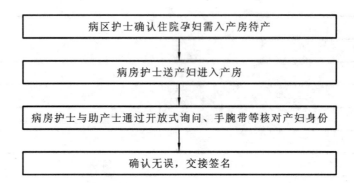

病区护士确认住院孕妇需入产房待产

↓

病房护士送产妇进入产房

↓

病房护士与助产士通过开放式询问、手腕带等核对产妇身份

↓

确认无误，交接签名

二十四、急诊科与介入室的交接流程

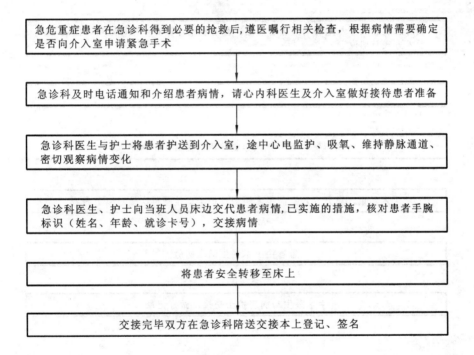

急危重症患者在急诊科得到必要的抢救后,遵医嘱行相关检查，根据病情需要确定是否向介入室申请紧急手术

急诊科及时电话通知和介绍患者病情，请心内科医生及介入室做好接待患者准备

急诊科医生与护士将患者护送到介入室，途中心电监护、吸氧、维持静脉通道、密切观察病情变化

急诊科医生、护士向当班人员床边交代患者病情，已实施的措施，核对患者手腕标识（姓名、年龄、就诊卡号），交接病情

将患者安全转移至床上

交接完毕双方在急诊科陪送交接本上登记、签名

二十五、病房与介入室的交接流程

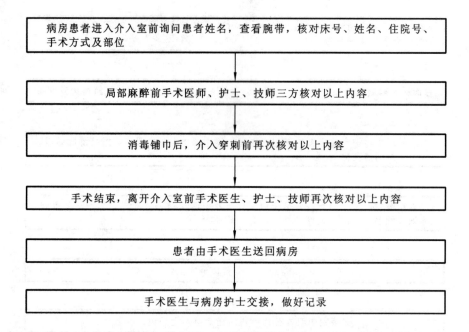

病房患者进入介入室前询问患者姓名，查看腕带，核对床号、姓名、住院号、手术方式及部位

局部麻醉前手术医师、护士、技师三方核对以上内容

消毒铺巾后，介入穿刺前再次核对以上内容

手术结束，离开介入室前手术医生、护士、技师再次核对以上内容

患者由手术医生送回病房

手术医生与病房护士交接，做好记录

第六章　重要护理操作前后的告知程序

一、应用浅静脉留置针穿刺的告知程序

（1）首先由护理人员告知患者及家属：静脉留置针的套管比较柔软，不易损伤血管，还可保证输液安全。

（2）静脉留置针可以保留3～7天，从而减少患者每天进行静脉穿刺的痛苦，并能使患者在输液过程中活动更为方便和舒适。

（3）在输液过程中，如穿刺部位疼痛、肿胀，均属异常现象，应及时向护士反映，护士根据具体情况采取有效的护理措施或更换穿刺部位。

（4）每天输液完毕后，护士会给患者做封管处理，以保留到第二天继续静脉输液。

（5）护士做封管处理后，患者可以自由活动，但穿刺的部位用力不要过猛，以免引起大量回血，影响第二天的输液。正常情况下，静脉留置针内可能会有回血情况，这不会影响患者健康和第二天继续输液。

（6）如果留置针内回血量较多，请及时告诉护士，护士会根据情况采取相应的措施。

（7）护士会为患者将穿刺部位妥善固定，并定期为患者更换穿刺部位的敷料。患者要注意保持穿刺部位的清洁、干燥。

（8）穿刺结束对患者的配合要表示感谢。

二、应用 PICC 穿刺的告知程序

（1）首先由护理人员告知患者及家属：经外周静脉穿刺中心静脉置管（PICC）具有安全、易管理的特点，适用于外周静脉血管穿刺困难，需要长期输液的患者。由于置入的中心静脉管径粗、血流量大，可以静脉输入一些可能对外周静脉有较大刺激的药物，如：化疗药，相对分子质量较大、浓度较高的氨基酸及脂肪乳等肠外营养液。而且创伤小、感染机会少，可长期保留在血管内，避免对外周血管的损伤，减少静脉炎和渗漏性组织损伤的发生，患者活动也很方便，可进行基本的日常活动，有利于治疗及提高生活质量。

（2）由于此项操作为一项有创操作，需要求患者或家属签字，术前要进行必要的谈话（由医生和操作者共同完成），告知患者或家属置管的费用。操作要在无菌条件下进行，体虚或年老者，需护士陪同至无菌换药室内进行。

（3）操作者帮助患者摆好体位，评估患者血管情况，选择合适的穿刺部位以及导管型号后向患者简单介绍在穿刺过程中可能会有的感觉，如注射局麻药处有酸胀感、在送管过程中会有助手协助患者做头靠近肩部的动作等，减少患者的紧张感，以利于穿刺中的配合。在置管过程中，护士会注意观察患者的生命体征和病情变化。

（4）置管后，操作者会妥善固定导管，并在 X 光机下确定导管是否处于最佳位置。指导患者应注意不要进行弯曲穿刺侧上肢的剧烈运动，防止管道脱出、穿刺点出血。不能游泳，沐浴时需由家属协助并将穿刺处予以 PVC 薄膜包裹，尽量避免感染。穿刺部位用 3M 透明敷料固定，敷料定期更换，平时注意保持周围皮肤的清洁、干燥。穿刺点处的皮肤如有红、肿、痒等不适感觉，以及穿刺侧上肢有水肿等情况请患者及时与医护人员联系，给予妥善处理。此外，护士在每天输液时也会随时观察局部情况。

（5）穿刺结束后对患者的配合要表示感谢。

三、应用静脉锁骨下穿刺注射的告知程序

（1）首先由护理人员告知患者及家属：锁骨下静脉穿刺是手术前、手术后营养支持的必要手段，由于穿刺管相对较粗，可以将相对分子质量较大、浓度较高的氨基酸及脂肪乳等营养液直接输入静脉，而且穿刺管放置较深，可以保留较长时间，不易脱出，不易发生静脉炎症，活动也很方便，有利于治疗。

（2）由于此项操作为一项有创操作，要求患者或家属签字，术前要进行必要的谈话（由医生完成），告知患者或家属置管的费用。操作要在无菌条件下进行，体虚或年老者，需由护士陪同至无菌换药室内进行。

（3）护士会协助患者完成穿刺过程，帮助患者脱去上衣及内衣，根据穿刺要求摆放合适的体位，向患者简单介绍在穿刺过程中可能会有的感觉，如注射局麻药处有酸胀感，或置管过程中有一过性心律不齐等，减少患者的紧张感，以利于穿刺中的配合。在置管过程中，护士会注意观察患者的生命体征和病情变化。

（4）置管后，患者应注意不要进行剧烈运动，防止管道脱出。最好穿开身上衣，更换衣服时防止导管脱出。穿刺部位用 3M 透明敷料固定，敷料定期更换，平时注意保持周围皮肤的清洁、干燥。穿刺点处的皮肤如有红、肿、痒等，请患者及时与医护人员联系，给予妥善处理。此外，护士在每天输液时也会随时观察局部情况。

（5）穿刺结束后对患者的配合要表示感谢。

四、应用静脉输液泵注射的告知程序

（1）护理人员首先告知患者和家属：为了准确控制输液速度，护士根据医嘱将给患者使用输液泵进行静脉输液。

（2）护士向患者介绍注射药物的目的、药物名称、剂量、作用，以及应用药物时的

注意事项。

（3）护士给患者简单讲解输液泵的工作原理,输液泵是利用机械推动液体进入血管的电子仪器,这种输液泵的优点是输液速度均匀、入量准确、使用安全。

（4）注射后护士向患者、家属说明输液量、输液速度。

（5）在使用输液泵的过程中,可能会出现报警,常见原因有气泡、输液管堵塞、输液结束等。在输液过程中护士会定时巡视。如果出现上述情况,请患者及时按信号灯,以便及时处理。

（6）患者、家属不要随意搬动输液泵,防止输液泵电源线因牵拉而脱落。

（7）患者输液肢体不要剧烈活动,防止输液管道被牵拉脱出。

（8）告诉患者,输液泵内有蓄电池,所以,患者如需要如厕,可以找护士暂时拔掉电源线,回来再插好。

（9）护士在患者的输液过程中,协助患者做好生活护理。

（10）感谢患者、家属的合作。

五、应用动脉穿刺(血气)的告知程序

（1）护理人员首先要告知患者或家属:为了能够尽快诊治,需要做血气分析检查,护士要抽出 3 mL 的动脉血进行化验。

（2）因为动脉部位较深,需要触摸到动脉搏动后才能进行穿刺,操作中可能有一些疼痛,请患者配合,进针时不要活动,以免损伤血管。

（3）操作中护士会观察患者的病情,当患者出现不适时请立即告诉护士,护士会根据患者的情况进行处理。

（4）动脉穿刺后告知患者或家属,穿刺部位按压 10～15 min,按压时稍用力,禁止环揉,以免注射局部出血或发生血肿。

（5）穿刺部位禁止热敷,当天尽量不要洗澡,局部不要碰水,以免引起感染。

（6）穿刺部位同侧肢体避免提重物或受累,以免引起局部肿胀、疼痛,影响恢复。

（7）如穿刺部位出现血肿、肿胀、肢体麻木、疼痛等症状并逐渐加重时要及时通知护士,护士会配合医生进行处理。

（8）感谢患者、家属的合作。

六、应用吸氧的告知程序

（1）首先由护理人员告知患者或家属：氧气吸入是辅助人体维持组织正常氧合及基本新陈代谢需要而实施的治疗措施。

（2）机体患病时，很多因素可增加氧的消耗，如高热可使机体代谢增加，同时有氧供给或消耗量增加。如果机体内氧储备过低可危及生命。

（3）吸氧不妨碍患者的进食，使用方便。

（4）吸氧前护士会为患者清洁鼻腔，当患者有鼻塞症状时请告知护士。

（5）护士每天更换湿化瓶中的蒸馏水，以保证湿化效果及防止细菌生长。

（6）告诉患者不要自行调节或开关氧流量表，以免拧错方向导致氧流量过大冲入呼吸道而损伤肺组织。

（7）告诉患者或家属在吸氧时不要抽烟。

（8）吸氧时如出现恶心、咳嗽等不适症状，应立即通知护士。

（9）感谢患者、家属的合作。

七、应用超声雾化吸入的告知程序

（1）首先由护理人员告知患者：超声雾化吸入的原理是利用超声雾化器发出的超声波能，把药液变成细小的气雾，随吸气进入呼吸道，以达到治疗目的。

（2）超声雾化吸入的目的是湿化气道、稀释痰液、减轻气道痉挛、减轻气道黏膜水肿、减轻气道炎症。

（3）请患者将管道含于口中，嘴唇包严，用口深吸气，以使雾滴进入呼吸道深部，然后用鼻腔呼气。

（4）治疗时间一般为 15～20 min。

（5）嘱患者在治疗过程中，如有不适表现：头晕、胸闷、憋气、心悸及喘憋加重，应及时通知护士，护士会根据医嘱调节药物用量或停止使用。

（6）感谢患者、家属的合作。

八、应用鼻饲的告知程序

（1）首先由护理人员向患者或家属介绍应用鼻饲的原因：患者目前因病不能由口进食物、水和药物。为保证患者能摄入足够的蛋白质与热量及治疗中所需服用的药物，而避免引起其他的并发症，决定采取胃管灌注法。

（2）插胃管的过程中，当胃管通过咽部时（14～16 cm 处），患者可能会恶心，嘱患者做吞咽动作。

（3）每次灌注前，护士会确定胃管是否置于正确的位置，请患者放心。

（4）鼻饲者需要用药时，护士会将药物溶解后再行灌注，每次鼻饲量不超过 200 mL，间隔时间不少于 2 h。温度为 38～40 ℃。

（5）患者对鼻饲有一适应过程，开始时膳食宜少量、清淡，中午食量稍高于早、晚，每日 5～6 次。

（6）灌注的饮料过冷、过热，均可引起腹泻或其他胃肠疾病，因此灌注前护士会进行测试，可用操作者手腕屈侧测试，以不感觉烫为宜。

（7）护士在灌注时会注意食物、餐具和灌注时的卫生，膳食应新鲜配制；注意膳食的调节，如排便次数多，大便酸臭可能是进入过多的糖所至，大便稀臭，呈碱性反应，表示蛋白消化不良。

（8）鼻饲膳食的准备：护士会根据患者的情况和需要，由医生计算每日总热量，喂食数量、次数，报营养室准备。膳食的种类有混合奶（含有牛奶、鸡蛋、糖、油和盐等），可补充动物蛋白和脂肪。

（9）躁动的患者，护士会给予保护性约束，防止其将胃管拔出。

（10）护士每日会观察耳郭皮肤是否完整。如出现皮肤发红可涂碘伏并嘱患者保持皮肤的干燥。

（11）每次鼻饲后护士会用 10～20 mL 温水或淡盐水冲洗鼻饲管。

（12）感谢患者、家属的合作。

九、应用胃肠减压的告知程序

（1）首先由护理人员告知患者或家属胃肠减压的目的：利用吸引的原理，帮助患者将积聚于胃肠道内的气体和液体排出，从而降低胃肠道内的压力及张力，有利于炎症局限，以促进患者胃肠蠕动功能尽快恢复。

（2）胃肠穿孔时进行胃肠减压的目的：为了减少消化液继续外渗，从而减轻疼痛，防止病情加剧。

（3）胃肠手术前进行胃肠减压的目的：为了防止患者在手术中，由于麻醉影响而产生的呕吐、窒息，便于术中操作，增加手术的安全性。

（4）机械性肠梗阻进行胃肠减压的目的：可缓解或解除腹部胀痛及呕吐等症状，减轻肠麻痹引起的腹胀。

（5）胃肠手术后进行胃肠减压的目的：为了减轻缝线张力和切口疼痛，利于腹部伤口愈合，减轻胃肠道内的压力，促进胃肠功能尽快恢复，防止腹胀。

（6）插胃管时护士可告诉患者取坐位或平卧位，并清洁一侧鼻腔，护理人员会测量所需置入胃管的长度，插胃管过程中患者可能会有一些不适，如恶心等，患者可用力深呼吸，做吞咽动作，配合护理人员的指导，以减轻不适感。

（7）留置胃肠减压管时，护士会将引流管固定好，告知患者要防止翻身或活动时不慎造成管道扭曲、阻塞，护理人员要指导或协助患者下床活动，正确打开连接部位，夹闭胃管。

（8）患者不可自行调节负压，压力过大或过小都会影响治疗效果。

（9）留置胃管期间患者要遵医嘱禁食，口干时可用清水或温盐水漱口，护士每日晨、晚给患者进行口腔护理；如有腹胀明显、呕吐等不适要及时通知护理人员进行处理。

（10）胃肠减压管留置时间须由病情决定，如肛门排气，腹胀消失，肠鸣音恢复要及时通知医护人员，不可自行拔除胃管。

（11）拔除胃管后嘱患者用清水漱口，按照医护人员的指导逐渐恢复饮食。拔管当日遵医嘱可饮温水，每次 4～5 小勺，每 1～2 h 1 次；无不适第二天每次喝米汤 50～80 mL，每日 6～7 次；第三天每次进流食 100～150 mL，每日 6～7 次。忌食牛奶、豆浆等产气食物,逐渐过渡到半流食(米粥、面片汤等),2周后可吃软饭,忌生硬、油炸及刺激性食品(酒、浓茶等),每日5～6餐,直到完全恢复正常饮食。

(12)感谢患者、家属的配合。

十、应用三腔二囊管的告知程序

(1)首先由护理人员告知患者或家属三腔二囊管主要是用于食管胃底静脉曲张破裂出血,它是利用膨胀的气囊压迫出血部位而达到止血的目的。

(2)操作前医生会向家属交代病情,明确插三腔二囊管的必要性,以取得家属的理解和患者的配合,同时还应向家属交代因个人健康状况、个人差异及某些不可预测的因素,在插三腔二囊管的过程中也有可能出现下列情况:

①鼻咽部损伤。

②止血效果不理想,甚至无效。

③气囊破裂。

④刺激咽喉后,出现呕吐、窒息。

⑤刺激咽喉引起心脑血管意外,如心脏骤停。

(3)医生和护士在操作过程中,一定会按医疗操作程序,仔细观察和正规操作,最大限度地避免上述并发症的发生。一旦发生上述并发症,将立即采取相应措施,请患者和家属放心。

(4)操作时嘱患者如出现呕血时,将头偏向一侧,尽量将口中血液吐出,防止发生窒息。

(5)当三腔二囊管插至咽喉处时,嘱患者做吞咽动作,操作者会配合其吞咽动作,顺利完成操作。

(6)感谢患者、家属的配合。

十一、给患者备皮时的告知程序

（1）首先由护理人员告知患者或家属备皮的目的是为了防止在手术时,毛发掉入伤口,成为异物,而引发感染。

（2）备皮时告诉患者备皮区的毛发以后有可能会比未备皮区的毛发生长粗、密、长些,让患者有思想准备。

（3）护士会根据手术切口的情况向患者说明备皮的范围,对于患者隐私的部位护士会注意遮挡。

（4）患者备皮时如有不适,可随时告诉护士。

（5）备皮时告诉患者不要紧张,以免由于肌肉紧张痉挛而造成备皮时易刮破皮肤。

（6）备皮后能自理的患者嘱其洗澡,更换干净衣服,剪除指甲,不能自理的患者护士会协助其清洁、更衣。嘱其注意保暖,防止感冒。

（7）感谢患者、家属的配合。

十二、应用导尿术的告知程序

（1）首先由护理人员告知患者或家属,导尿术是比较安全的,通过导尿能及时、有效地缓解尿潴留症状,减轻痛苦,在导尿过程中会有一点儿不适,但会很快过去,从而取得患者的合作。在操作过程中,护士会注意为患者进行遮挡。

（2）腹部手术前导尿的目的:排空膀胱,避免手术中误伤。

（3）为尿失禁或会阴部有损伤的患者导尿的目的:可以保持局部清洁、干燥,让患者感觉舒适。

（4）做尿细菌培养导尿的目的:可直接从膀胱导出不受污染的尿标本,以保证细菌培养的准确性。

（5）测尿量/膀胱容量时导尿的目的：检查残余尿容量，鉴别无尿及尿潴留。

（6）在抢救休克和危重患者时导尿的目的：为准确记录尿量、尿比重，以观察休克是否纠正和肾功能的状况。

（7）做某些泌尿系统疾病手术后导尿的目的：为促使膀胱功能的恢复及切口的愈合。

（8）导尿后如需保留时，护士会根据医嘱定期开放导尿管，并应告知患者活动时，导尿管不要扭曲，护士会经常巡视导尿管的情况，下床活动时，尿袋的高度不高过膀胱，以免尿液逆流，引起感染。

（9）感谢患者、家属的配合。

十三、应用灌肠术的告知程序

（1）首先由护理人员告知患者或家属灌肠的意义：通过向大肠内灌入大量液体以协助患者排便、排气的方法。有时也借以灌入药物。外科灌肠法多用于肠道术前患者清洁肠道，避免术中污染术野，利于术后肠道吻合口愈合。

（2）肠梗阻保守治疗患者，灌肠可刺激肠蠕动，促进通气。

（3）灌肠前可让患者及家属准备好卫生纸，并注意为患者保暖。

（4）身体虚弱者或老年患者要有家属陪同，并准备好便盆，注意安全，防止坠床或跌倒，告知患者如有不适，要立即告诉护士。在操作过程中，护士会注意为患者进行遮挡。

（5）护士要为家属和患者介绍灌肠体位，并协助患者摆放。

（6）灌肠时患者会产生便意，此时可张口呼吸，以减轻腹压和便意。

（7）出现便意时，操作护士会降低灌肠袋的高度，减慢灌肠液流入速度，帮助患者减轻不适感，请患者不要过于紧张，以达到灌肠的效果。

（8）灌肠液进入人体后，根据灌肠目的，护士向患者介绍保留时间，不保留灌肠者，灌肠后尽量保留5～10 min，保留灌肠者应保留1 h以上。

（9）鼓励患者将灌肠液保留的时间长一些，以利于软化粪便，达到灌肠的目的。保留灌肠的患者则有利于药液被肠道充分吸收。

（10）操作中及结束后,注意观察患者面色、呼吸等生命体征有无异常,有无腹痛或其他特殊不适。嘱患者和家属注意安全、保暖。患者排便后开窗通风。

（11）感谢患者、家属的配合。

十四、应用保护性约束的告知程序

（1）首先由护理人员告知患者或家属使用保护性约束的目的是防止患者发生坠床、撞伤及抓伤等意外,以确保治疗、护理顺利进行。

（2）护士会对不能配合的患者,如拔管、抓伤口,给予手脚约束。用绷带束缚手腕及踝部,绷带以双套结的形式套于腕部,并垫以棉垫保护皮肤,护士在操作过程中会注意松紧度。

（3）对于四肢躁动较剧烈、发生打人、蹬踹、双腿跨越床栏者,护士会给予四肢约束,用特制约束带束缚肩部、上肢、膝部,同样内衬棉垫,以保护患者皮肤。

（4）在应用保护性约束期间,护士会观察约束部位的皮肤颜色,必要时,护士会进行局部按摩,以促进血液循环。

（5）在应用保护性约束期间,护士会将患者肢体置于功能位,并保证患者安全和舒适。

（6）感谢患者、家属的配合。

References | 参考文献

[1]　张淑芬,王国琴,曹琳.实用临床护理操作规程——外科护理操作[M].南京:东南大学电子音像出版社,2012.

[2]　冯玉荣,宋葆云.临床护理技术操作规范[M].郑州:河南科学技术出版社,2011.

[3]　王莉,杨娟,潘亚兰,等.临床常用护理操作规程[M].武汉:华中科技大学出版社,2014.

[4]　向清平,李小峰,赵玉萍,等.临床护理操作管理模式及实践指导[M].武汉:华中科技大学出版社,2012.

[5]　王建荣,皮红英,张稚君.基本护理技术操作规程与图解[M].3版.北京:科学出版社,2016.

[6]　许红梅,陈晓琳,崔景晶.100项临床护理操作详解[M].北京:化学工业出版社,2015.

[7]　冯雁,杨顺秋,金丽芬.新编临床常用50项护理技术操作规程及评分标准[M].北京:军事医学科学出版社,2012.

[8]　辛霞,辛华.临床护理技术操作规程[M].西安:西安交通大学出版社,2012.

[9]　钱晓路,桑未心.临床护理技术操作规程[M].北京:人民卫生出版社,2011.

[10]　杨惠花,眭文浩.临床护理技术操作流程与规范[M].北京:清华大学出版社,2016.

[11]　王曙霞,张亚军,马向鹰,等.专科护理技术操作规范及护理管理工作流程[M].北京:人民军医出版社,2010.

[12]　中华人民共和国卫生部,中国人民解放军总后勤部卫生部.临床护理实践指南[M].北京:人民军医出版社,2011.

[13]　郭淑明,贾爱芹.临床护理操作培训手册[M].北京:人民军医出版社,2013.

[14]　丁炎明,张大双.临床基础护理技术操作规范[M].北京:人民卫生出版社,2015.

[15]　李文涛.基础护理规范化操作[M].北京:人民军医出版社,2011.

[16]　田玉凤.实用专科护理操作技术[M].北京:人民军医出版社,2007.

[17]　周辉,冯晓敏,罗芳,等.实用临床护理应急手册[M].西安:第四军医大学出版社,2010.

[18]　李秀华.护士临床"三基"实践指南[M].北京:北京科学技术出版社,2016.

[19]　蔡学联,周彩华.新编护理技术操作规范与评价标准[M].杭州:浙江大学出版社,2015.

[20]　向清平,杨良枫,张绍凤,等.医学临床教学管理与实践[M].武汉:华中科技大学出版社,2015.